為了把孫子，我開始深蹲了

——耳順阿嬤

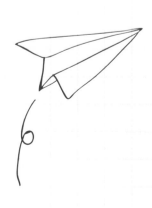

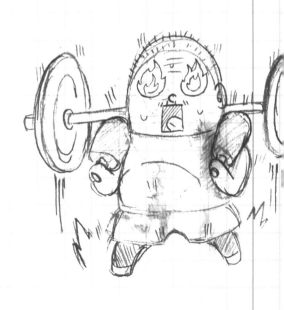

多年的腰酸背痛，找遍了各大按摩師傅，
結果靠運動改善了

— 十年前車禍腰椎開刀的
龍媽媽

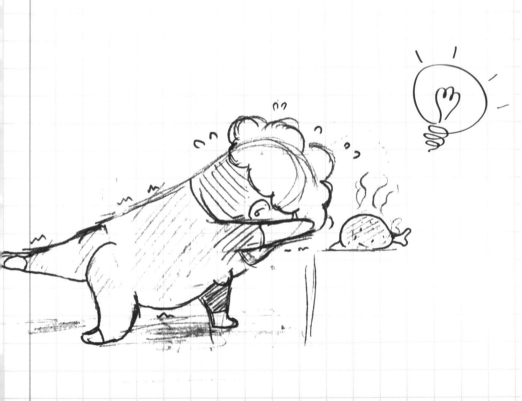

因為膝蓋痛，捨棄了打網球與高爾夫，
甚至走路都舉步維艱，最終靠著醫師與教練合作，
現在正用雙腳寫下不同的退休運動故事

——十五年前的歐警官

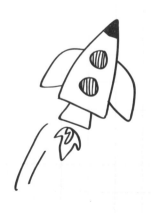

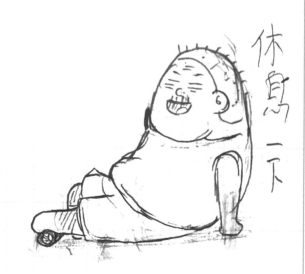

休息一下

加入社區運動課程後，不僅身體健康，
更交到知心朋友，甚至活得比退休前還精采呢

— 正在開啟人生第二春的
楊媽媽

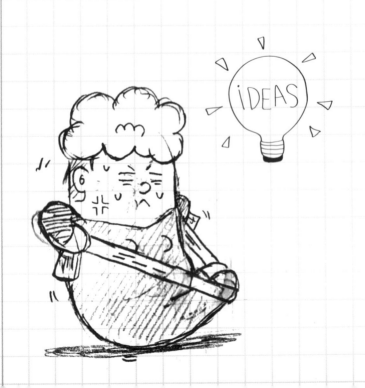

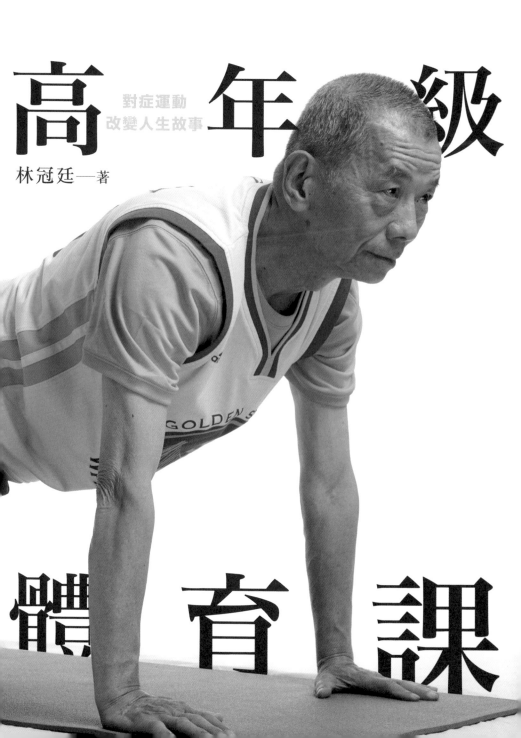

高年級

對症運動
改變人生故事

林冠廷——著

體育課

親愛的：＿＿＿＿＿＿＿＿＿＿＿

讓未來的你，感謝現在願意改變的自己！

只要開始就不嫌晚，這就像跑馬拉松一樣，

比的不是誰跑得快，而是持續力！

堅持一陣子之後，回頭一看，

你會驚艷於自己的改變，

更在不知不覺當中重新掌握人生的自主權！

＿＿＿＿＿＿＿＿＿ 致贈

·輕鬆讀.跟著做·

「體育課」在多數人的記憶中，就是學生時代的必修課，相信現在人回想當時的運動情景，還會會心一笑呢！隨著步入社會工作與年齡增長，「體育課」這件事似乎離大家越來越遠。隨著醫學進步，人類的壽命比過去延長了許多，而因為年長伴隨而來生理機能的退化，例如上下樓梯感到吃力，記憶力開始衰退等，也讓年長者的生活品質受到關注。近幾年運動科學與老人醫學相關的研究發展，例如：「運動有益健康」、「運動改造大腦」、「快樂老化」、「在地健康老化」都成了熱門的話題，好處是資訊量非常的巨大，但對於一般民眾來說，反而陷入了不知道該如何分辨合適運動的困境中。

在我執教多年與近距離觀察市場上的發展，教人運動的資訊實在是多到無法辨識好壞。我始終認為要養成任何一種行為改變的習慣，從認知層面上接受，是一切行為改變的開始，也就是俗稱的「動力」，但這個動力開從何而來？假設要求高年級的朋友們去聽或讀一大堆理論，實在是強人所難。大家都知道單單是從營養的面向、運動的領域、社會的各種議論就有許多促進健康的方法，要讀都讀不完。其中又有些並非單純運動的問題，例如：有些年長者會有漏尿的問題，有人有肩頸痠痛的問題，有人有下背痛骨質疏鬆的問題等等，這麼多的問題又該怎麼辦呢？哎呀！有人會告訴您：練練骨盆底肌、多補充鈣、矯正站姿坐姿、放鬆筋膜、打打太極，一時之間大家都成了專家，那到底該怎麼做才對？或者直接上網看個影片跟著運動？

現在，大家有福了!《高年級體育課》這本書，是由我的好朋友冠廷，加上一群既專業又有熱誠的夥伴們，整合大家的智慧與各自的專業經驗，所呈現出可以輕鬆讀，又可跟著做的一本體育課參考書。

　　更重要的是，在您決定選修這門體育課之前，它還會先引導您透過PAR-Q、姿態評估與動態評估三階段，揪出您身體不適或某處有卡卡的地方。如果在自我評估的過程中，您發現自己有狀況，就可以先去找相關專業的醫療人士做進一步諮詢，讓您的「體育課」上的安全又健康!

黃啟煌

黃啟煌 教授

· 國立體育大學　運動保健學系　教授
· 國立體育大學　前副校長/教務長
· 行政院高級中等學校以下課程審議會審議大會委員

強背　強脊椎　正確動

─·重新學體育，成為健康的主人·─

我是一個從小就有運動習慣的人，從田徑到武術、氣功、瑜珈、太極拳，我從運動中獲得健康、自信與良好體態。

由於運動在我生命中是理所當然的事情，因此有一段時間，我曾經嚴厲且沒有同理心的認為；一個人有沒有運動習慣，部份反應出一個人面對自我生命的態度，因為人人都知道運動好處多多，為什麼還不動？一定是此人太怠惰，或是對自己不夠負責任！

直到後來我開辦脊椎強背術研習班，學員中有許多高年級同學，我發現這些同學都是對自己很自律，很獨立自主，受人尊敬的長輩，但他們卻因為環境、不好的運動經驗、症狀或病痛等因素，沒有辦法養成運動習慣或做對運動，我才檢討起自己；原來有太多人知道要動，但就是不知該如何動起，可能有動機問題，也可能有技術上的問題，他們都是需要專業人士幫助的人。

舉個例子，當一位高年級同學因為下背痛來到醫生面前，醫生通常會透過影像診斷告訴他目前脊椎現況，醫生站在保護的角度，可能告訴同學限制性的警語，例如不可彎腰、不要搬重、不要蹲、不要爬樓梯……等等，加上影像強大的暗示力，該同學可能會陷入脊椎結構失常的迷思中，不敢動也不知道該如何動，脊椎的僵硬不適可能更日漸惡化，這其實並非醫療的問題，而是這個社會缺乏與

醫療相對應的健康促進教育系統，例如針對高年級同學的體育課。

很高興運動傷害防護與運動醫學的專家——林冠廷老師，關注到高年級同學的需求，在過去的著作基礎上，創作了這一本容易閱讀、含金量高的好書——高年級體育課，這是一本可以幫助高年級同學們開始運動、做對運動、創造自我健康與行為改變的運動啟發書，其中有啟發人心的故事、有實際成效的案例，更有對症下藥的運動解方。

大多數人一旦進入熟齡或是銀髮階段，身上難免有些小病小痛，此時除了醫療的協助外，其實透過自主居家運動，可以減少過度依賴被動治療疼痛、緩解症狀的處境，轉而走向主動康復、創造健康的人生。

追求健康雖然不是生活的全部，但如果生活中加入良好運動習慣，追求健康就變成自然而然的事，讓我們一起透過這本書，對自己健康負起責任、成為自己健康的主人！

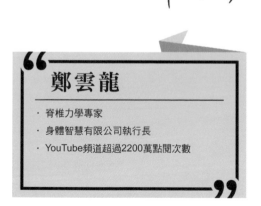

> **鄭雲龍**
> · 脊椎力學專家
> · 身體智慧有限公司執行長
> · YouTube頻道超過2200萬點閱次數

·相信所見．年輕再現·

　　有想過自己退休後的生活會是什麼樣子嗎？在醫療體系工作的關係，時常接觸已經可以含飴弄孫的長輩，有意思的是在生活景況卻大相逕庭;部分的在80歲還能靠自己雙腳遊山玩水，但有些人因著可逆或不可逆的因素，需要在輪椅或病床相處直到回天家的那刻；面臨的高齡會與預想的未來時，每個人都希望更好的上流老年生活與醫療品質，其中最大關鍵是身心的健康素質，不僅能照顧自己，減低家庭照護負擔與金錢壓力，最令人期待的是活出愛的生活。

　　想到逐漸年老時會是什麼模樣？從年經的身體變得虛弱，會有些疾病纏身，再來需要枴杖走路，然後是輪椅，最後是躺臥床上，而要從床上反過來健康的走路，這樣的例子不是沒有，但確實少之又少；那除了用實際的帶領運動幫助這些高年級朋友之外，還能做什麼呢？是能讓這些長輩有共鳴，願意跨出運動的第一步，那就是一本整合各方專業與各種人生故事的運動書了，藉由書籍裡針對常見病症的運動處方，將發現拿回身體自主權與恢復活力不再是遙不可及！

　　在多方科學實證與文獻顯示，即便面對慢性病/癌症/術後的身體恢復，運動往往可以幫助並有效率的恢復，任何時候開始絕對不嫌晚，曾有已經躺在病床且行動受限的朋友因著遵行專業醫療或體能訓練的指導，同樣可以從基本的動作控制或呼吸運動開始，逐步身體的力氣增加，能從事進一步的階段訓練，無論是小工具(例如:彈力帶)或者水中康復運動，會驚艷於一步步脫離輪椅甚至拐杖，回到自主生活型態！不容易的過程如同跑長距離的馬拉松一樣，只要方向對了，每天進步1%，最終將到達健康，活力，富足且快樂的生活目標。

> **你的綠燈經驗撰寫出的腳本，**
> **將真實上演不設限且無負擔的老後光景！**

以勒運動恢復 創辦人　林冠廷

出乎意料的好處

「很早以前就知道運動很重要！現在真的運動後，不僅身體的
歪斜改善了，腰酸背痛改善了，老公對我也越來越好了呢！」（羞）

來自～活到老幸福到老的何姐姐

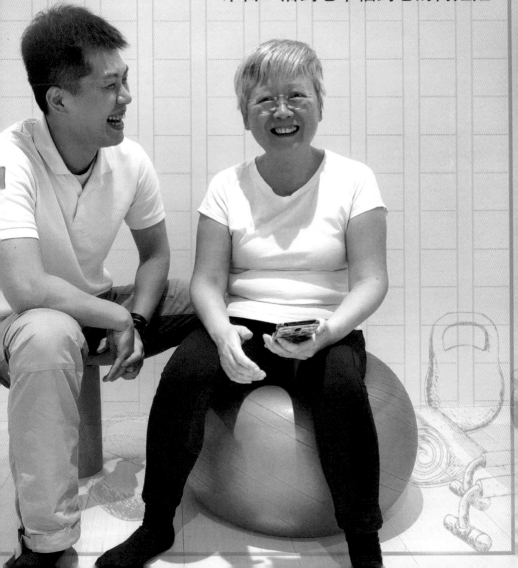

目　次

08 **各界推薦·好評迴響**
推薦序　黃啟煌 教授
推薦序　鄭雲龍 脊椎保健達人

12 **相信所見·年輕再現**
抗老新路徑你知道了嗎？-林冠廷 創辦人

18 **高齡社會與健康老化**
游曉微 - 長庚科技大學高齡暨健康照護管理系 助理教授

21 **科學化運動擊退高齡疾病**
吳旻寰 - 東海大學高齡健康與運動科學學程 副教授

56 *PAR-Q+*
健康疾病史調查

58 靜態評估
正面
—
背面
—
側面

62 動態評估
標準深蹲
—
過頭深蹲
—
靠牆深蹲

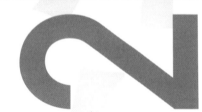

揪出卡卡在哪裡

01

在信的人，凡事都能 Mark 3:29

28 雙腳走遍全世界
92歲使用健走杖脫離輪椅人生 - 郭健中 醫師

32 不開刀就蹲下去
以為要花40萬換人工關節 - 邱于倫 運動物理治療師

36 從太極活出自我
銀髮族練太極拳有益身腦健康 - 吳孟恬 運動治療師

42 骨盆底肌拯救我
解決不好意思的漏尿問題 - 徐緯珍 綻放瑜珈 創辦人

44 生命活得有尊嚴
癌適能裡的陪伴 - 蔡奇儒 - 醫適能｜特殊族群專業訓練機構 創辦人

48 中年補鈣要留心
補鈣方式對嗎 - 周寒 中西醫臨床醫學健康管理師

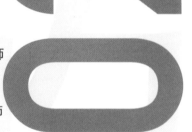

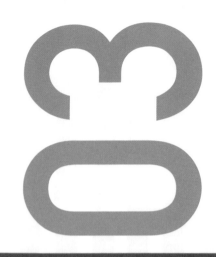

科學實證訓練法

70 自身免疫力
  太好了!! 運動連腦力和免疫力都提升

74 溫柔久坐病
  原來啊!! 平時舒服坐姿是溫柔慢性殺手

78 老了常跌倒　撰文/郭健中-急診醫師/導遊/運動教練
  怕跌倒?! 用健走仗帶你上山下海的旅遊

82 肩頸老痠痛　撰文/劉育銓-力康運動醫學機構 教育研究長
  真的嗎?! 矯正好姿勢，脖子自然就放鬆

90 慢性下背痛　撰文/徐緯珍-大葉大學講師/綻放瑜珈 創始人
  動起來!! 做真正的核心取代枴杖與護腰

98 肩頸硬梆梆
睡好覺!!從筋膜球進行放鬆肩頸開始

104 膏肓急救術
好伸展!!矯正肩頸後，站姿好看痠痛消失

110 舒緩媽媽手
別緊張!!先評估再對症訓練，有效解決疼痛

114 順利蹲下去
不卡卡!!放鬆髖關節，讓你順利蹲廁所

118 拒絕蘿蔔腿
好舒壓!!小腿消腫脹不只有靠牆抬腿

122 膝蓋好痛痛
好放鬆!!健走慢跑族的髂脛束放鬆法

關鍵性運動恢復

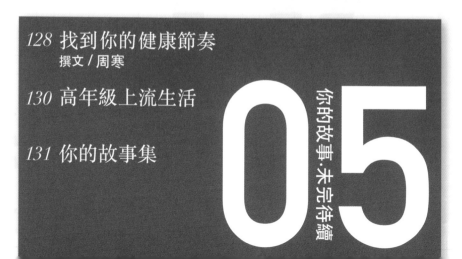

128 找到你的健康節奏
撰文／周寒

130 高年級上流生活

131 你的故事集

你的故事‧未完待續

05

普遍趨勢　健康資本　積極運動

────·高齡社會與健康老化·────

人口老化是全球普遍趨勢

　　國際上，最常用來定義人口老化的指標是「65歲以上老年人口占全年齡人口的比例」，當老年人口占率為全年齡人口數的7%時，稱作「高齡化社會」、14%為「高齡社會」、20%為「超高齡社會」。相較於北歐、北美及日本，臺灣雖然較晚進入「高齡社會」門檻（2018年3月，臺灣老年人口比例達到14.05%），但高齡化速度極快，預計在短短的7年之間，也就是2025年時，臺灣將擠身「超高齡社會」行列(中華民國國家發展委員會，2018)。可以想像的是，持續少子化的結果，臺灣在不久的將來可能成為「世界第一老」。

人口老化隨之而來的是「失能」人口增加

　　失能意味著「失去獨立自主生活的能力」，像是吃飯、洗澡、上廁所、處理家務等日常生活作為，都需要別人照顧與協助。可想而知，當「失能」人數遠大於「照顧」人數時，長期照顧體系將面臨嚴峻挑戰。因此，既然高齡化趨勢銳不可擋，若能及早建立「健康老化」概念，從青壯年時期開始累積「健康資本」，以至於年紀稍長時，有足夠的體力和信心抵抗疾病和預防失能，不論對於個人健康、家庭生活、國家社會都有莫大的幫助。

「健康老化」(healthy ageing)是近年最暢行的高齡議題

　　「健康老化」之所以被大量傳遞給社會大眾周知，是因為它扣緊了「累積健康資本」的概念，也符合華人俚語所說「種什麼因，結什麼果」。畢竟，「老」不是一個靜止的時間點，而是一連續的動態軌跡。套用世界衛生組織對於「健康老化」的學術性講法：「『老化』是生命累積的歷程，在這個歷程中，人們在青壯年時期，就要養成並維持最佳的生活自立能力，以獲得老年時期的健康安適 (WHO， 2015)。」

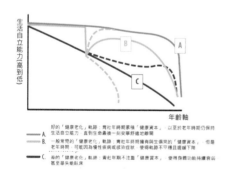

　　　　　　　　　　　　　　為了擁有好的「健康老化」，在青壯年時期，就該累積足夠的「健康資本」，譬如：規律運動、健康飲食、作息正常、培養生命韌性，以及強化社會連結。 這些「健康資本」是很好的生活投資，無形之間累積的成果，會幫助延緩衰弱和預防失能。事實上，即使是已經步入熟齡（退休族群）或高齡階段的人們，也是可以透過再次強化「健康資本」來增加自己維持健康老化的機會，而最好的方法就是「積極從事活動」。

熟齡與高齡者的活動，除了規律運動外，也可以從事各種不同形式的活動

「運動」比較是大家耳熟能詳的詞彙，但真正的「運動」，必須是有結構性、有計畫性、有規則性的活動。對於高齡者來說，真正達到「運動」等級，除非經過專業人員指導，或是因為特殊疾病後復建的運動處方，否則充其量只能說是「活動」。然而，無論是運動或活動，若無特殊醫囑或心肺耐受度無法承受任何活動的前提下，高齡者的運動或活動要能「做到微喘的程度（還能與人交談，但不至於「上氣不接下氣」）」，才足夠達到心肺耐力訓練，並對於健康有正面效果。

此外，高齡者的活動類型很多元，從體適能活動、社區韻律舞、健身操，以至於休閒娛樂、郊遊踏青，都有助於高齡者健康。在活動中，也增進了高齡者的社會關係與情感支持。高齡者與親友維持良好的情感關係，像是交換生活點滴、覺得被家人重視和需要，都能提升生命韌性，積極地面對疾病衝擊，也愈可能降低失能或失智的風險。

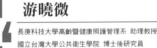

游曉微

長庚科技大學高齡暨健康照護管理系 助理教授
國立台灣大學公共衛生學院 博士後研究員
社團法人物理治療學會連續性照護推動委員會 委員

參考資料

1.世界衛生組織。(2015)。World report on ageing and health。
　網站來源http://www.who.int/ageing/events/world-report-2015-launch/en/
2.中華民國國家發展委員會。(2018)。中華民國人口推估(2018至2065年)。台灣：台北。

智慧
科技

追蹤
數據

科學
運動

—·科學化運動總量擊退高齡疾病·—

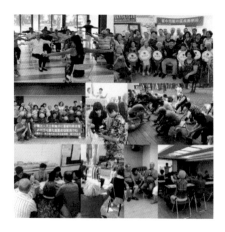

延緩老化遠離疾病是照護高齡長者的首要目標，常見的疾病有高血壓、糖尿病、以及至今無藥物治療的認知功能障礙－失智症等，而「運動」是解決這些問題的最佳方針。台大針對台灣生物資料庫做調查後發現運動總量對於基因活化表達有關並發表在國際期刊PLOS Genetics，運動總量指的是「運動強度」與「運動時間」的組合(Lin et al.，2019)，這顯示運動可像藥物一樣控制劑量來達到改善疾病的效果，而心肺耐力訓練便是能方便計算運動劑量且降低疾病風險的運動類型。

在過去心肺耐力運動的強度跟運動處方需透過實驗室或醫院的精密儀器來評估最大心率、最大攝氧量等數值，拜科技所賜現今心率錶普及、人人都能記錄運動時的心率變化，但缺乏一個簡單而明確的指標來記錄運動的總量。

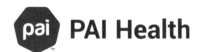

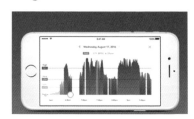

2017年挪威科技大學發表一篇關於運動強度監控方法則彌補了這個關鍵缺失，基於HUNT研究，平均追蹤了26.6年，搜集超過一百萬人每年活動量的數據，透過大數據分析後發現每週運動強度與時間的總和會直接影響健康程度與壽命，並且有一個特定的總量能顯著改善健康狀態，他們將換算得到的總數命名為個人化活動指標Personal Activity Intelligence， PAI，而PAI達到100分的總運動量約莫為每週40分鐘高強度運動，約80%儲備心率；或等同於每週60分鐘中等強度運動，約70%儲備心率，研究發現每週PAI分數 ≥100，不管年齡族群皆可降低心血管疾病的死亡率 (Nes， Gutvik， Lavie， Nauman， & Wisloff， 2017)，為了方便民眾簡易明白日常的活動總量更開發了一款名為PAI health的APP方便紀錄。

MMSE各項指標時間觀念、注意力與計算力、記憶、語言能力都進步

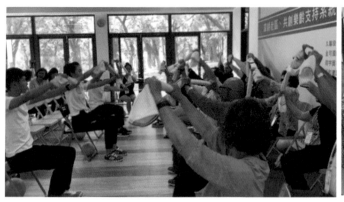

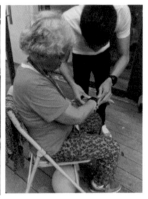

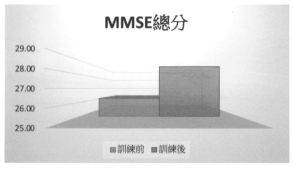

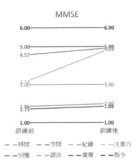

　　過去的研究顯示每週從事3−5次有氧運動每次50分鐘維持3個月以上，能增加海馬迴的體積並改善腦血流量進而改善認知功能，更首度將PAI分數應用在高齡認知功能的改變上，結合PAI health APP搭配心率錶進行為期八週觀察研究，長輩第一週平均PAI身體活動量約為20分，也就是大約一週僅做15分鐘的運動甚至趨近沒有運動的程度，接下來每週兩次帶著他們進行有氧運動與認知活動，有氧運動包含太極、舞蹈、慢跑、單車，運動過程若膝關節不適則從事腳踏車或游泳等運動，在團體活動上也鼓勵多參與舞蹈或記憶型的運動，盡量避免高度重複的運動，從第一週每次運動時間30分鐘開始循序漸進，到後期每次1小時的教導，並給予每週返家自主活動目標為PAI總運動量超過上週，並鼓勵每周PAI分數達到100分，而這兩個月成效顯著其PAI的分數逐漸上升，在第五週紀錄時平均分數突破PAI 100分，甚至在後期成績突破150分。

　　結束兩個月的介入後，發現有八成的長輩養成運動習慣且運動強度與心肺功能都得到提升，在過去被認為最難改善的認知能力經過MMSE評估後整體的測試分數都顯著提升。這些成果顯示，透過 PAI來評估運動量有助於為長輩設立明確的目標，降低運動的門檻更可選擇喜歡的運動進行，只要兩個月就可以看到成效，因此運動科學結合智慧科技可以讓每個人更簡單享受運動的樂趣。

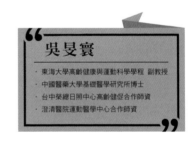

吳旻寰
· 東海大學高齡健康與運動科學學程 副教授
· 中國醫藥大學基礎醫學研究所博士
· 台中榮總日照中心高齡健促合作師資
· 澄清醫院運動醫學中心合作師資

參考資料

in,W. Y., Chan, C. C., Liu, Y. L., Yang, A. C., Tsai, S. J., & Kuo, P. H. (2019). Performing different kinds of physical exercise differentially attenuates the genetic effects on obesity measures: Evidence from 18,424 Taiwan Biobank participants. PLoS Genet, 15(8), e1008277. doi:10.1371/journal.pgen.1008277

Nes, B. M., Gutvik, C. R., Lavie, C. J., Nauman, J., & Wisloff, U. (2017). Personalized Activity Intelligence (PAI) for Prevention of Cardiovascular Disease and Promotion of Physical Activity. Am J Med, 130(3), 328-336. doi:10.1016/j.amjmed.2016.09.031

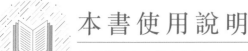

本書使用說明

每章節代表一個大步驟，而五個章節則串起屬於你個人可執行的訓練計畫

STEP 1

第一章節＝第一步驟
透過故事案例認識現行的運動，不僅是運動，更串起與醫學端重要的橋樑之一。

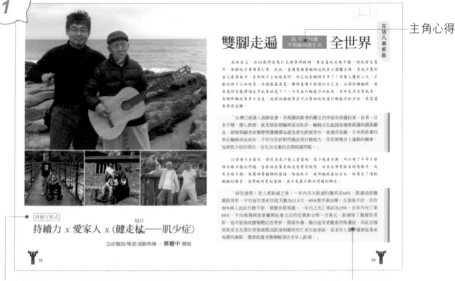

主角心得

在信凡事都能

雙腳走遍 我 今年96歲 不用輪椅過生活 全世界

改變方程式

每日
持續力 x 愛家人 x（健走杖——肌少症）

急診醫師/導遊/運動教練 — 郭健中 醫師

28   29

能改變看似不可逆的綜合因素/作法　　　　　　　　補充論述說明

STEP 2

第二章節＝第二步驟
3大步驟檢測評估自己的身體狀況，才能「對症」運動喔！

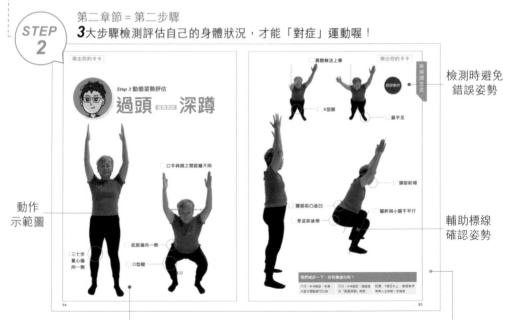

廓出你的卡卡

Step 3 動態姿勢評估
過頭 過頭推舉 深蹲

檢測時避免
錯誤姿勢

動作
示範圖

輔助標線
確認姿勢

64   65

檢查時有符合或疑似時請打勾　　　　　統計勾選數後，依照綠黃燈指示進行下一步

STEP 3

第三章節 = 第三步驟
經過一連串檢測評估與醫師診斷後，針對症狀或預防症狀下進行運動囉！

掃一掃
線上看影片

練重點

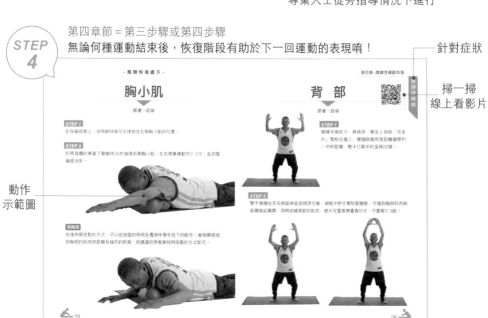

動作示範圖

請斟酌能力可及或
專業人士從旁指導情況下進行

- 預防下背痛訓練處方 -

練到真正的核心
彈力帶 / 抗力球 / 瑜珈磚

外核心——啟動淺層核心肌肉收縮

循序漸進——系統性提升各層面核心穩定

強化臀部 橋式

強化核心
抗力球穩定

STEP 4

第四章節 = 第三步驟或第四步驟
無論何種運動結束後，恢復階段有助於下一回運動的表現唷！

針對症狀

掃一掃
線上看影片

動作
示範圖

- 肩頸恢復處方 -

胸小肌
跟著一起做

背 部
跟著一起做

STEP 1

STEP 2

進階版

STEP 1

STEP 2

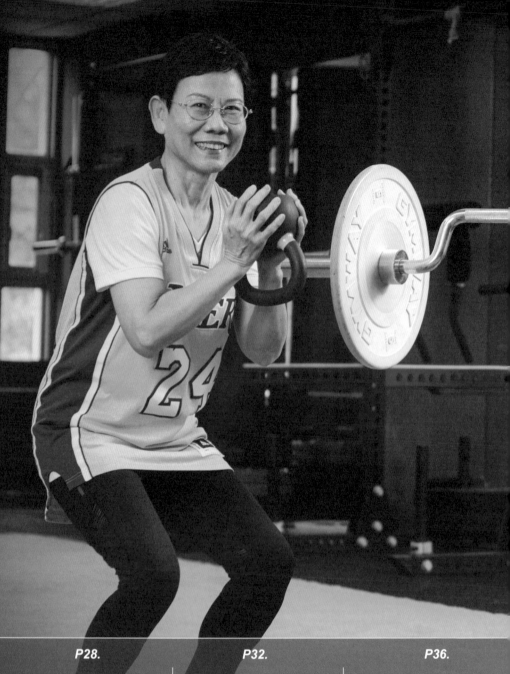

P28.	P32.	P36.
雙腳走遍全世界	不開刀就蹲下去	太極中活出自我
郭健中 醫師	邱于倫 運動物理治療師	吳孟恬 運動治療師

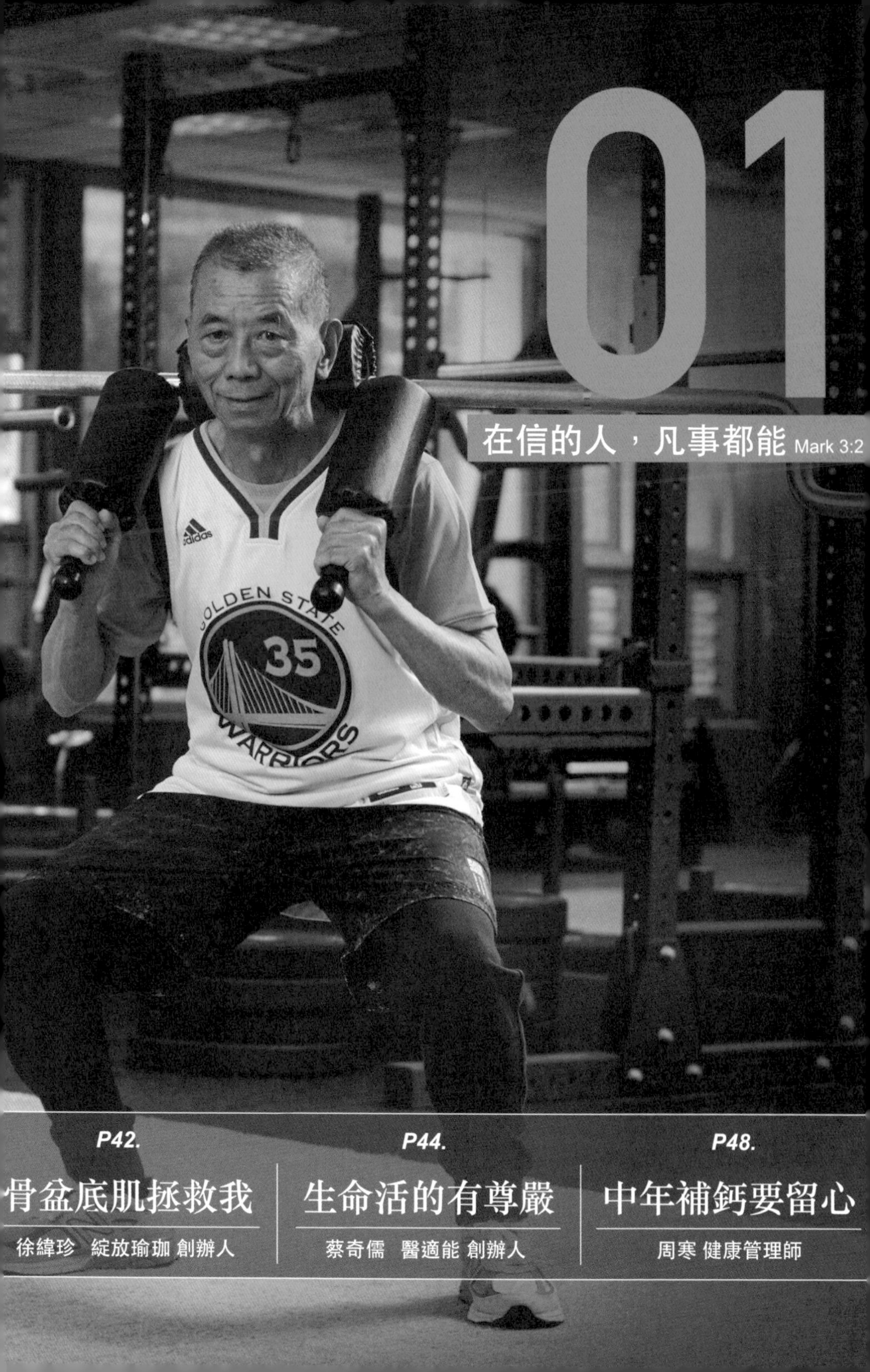

01

在信的人，凡事都能 Mark 3:2

P42.

骨盆底肌拯救我

徐緯珍 綻放瑜珈 創辦人

P44.

生命活的有尊嚴

蔡奇儒 醫適能 創辦人

P48.

中年補鈣要留心

周寒 健康管理師

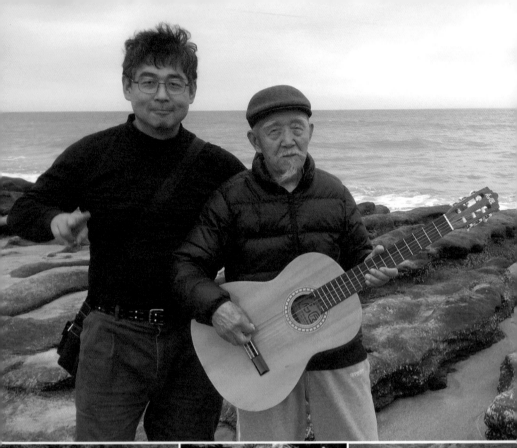

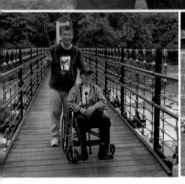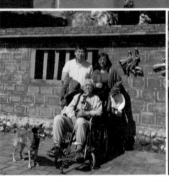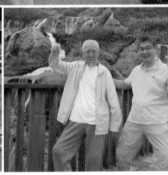

改變方程式

持續力 x 愛家人 x（健走杖——肌少症）

每日

急診醫師/導遊/運動教練 — **郭健中** 醫師

雙腳走遍 全世界

我 今年96歲
不用輪椅過生活

　　我的岳父，在94歲時因為打太極拳時跌倒，拳友看他走路不穩，怕他發生意外，便勸他不要再來打拳。從此，看護便推著輪椅送他去公園曬太陽。當我注意到岳父虛弱無力，去到椅子上站起來時，他已經坐輪椅半年了！需要人攙扶三次，才能從椅子上站起來，走路搖搖晃晃，難怪看護不敢讓他自己走，必須依賴輪椅。我在急診室處理過太多臥床病患了！一旦失去行動能力而臥床，老年生活品質低落，長期照顧起來更不容易。我開始積極尋求可以幫助他恢復行動能力的方法，希望還來得及逆轉。

　　「台灣已經進入高齡社會，但照護高齡者的觀念仍停留在保護約束。長者一旦走不穩，擔心跌倒，就直接依賴輪椅甚至臥床。輪椅文化起因是過度保護的錯誤觀念，銀髮照顧者或醫療照護機構為避免發生跌倒意外，就過度保護，太早將長輩約束在輪椅或是病床。不但沒有針對問題改善行動能力，反而剝奪自主運動的機會，加速肌少症的惡化，衍生出沉重的長期照護問題。」

　　以前每次去看他，都是坐在沙發上看電視，很少起身走動，所以晚了半年才發現走路不穩的問題。當發現長輩走路速度變得較慢，站坐姿勢變換呈現慢動作，或是走路不穩，就應該要積極的復健，增強肌力。使用輪椅看似安全，卻喪失了運動鍛鍊的機會，使得肌肉更加萎縮，並不是真正解決問題的辦法。

　　「研究發現：老人家跌倒之後，一年內再次跌倒的機率是60%。跌倒造成髖關節骨折，平均每次骨折住院天數為13.5天，85%需手術治療，且預後不好。約有50%病人因此行動不便，需要長期看護。一年內之死亡率約為15%，五年內死亡率85%，平均每個病患家屬與社會支出的花費新台幣一百萬元。跌倒除了髖關節骨折，也可能造成腰椎壓迫性骨折、頭部外傷、腦出血等更嚴重的後遺症。因此加強居家安全及預防骨質疏鬆或跌落相關的死亡或失能事故，是老年人重要健康促進或保護的議題。健康照護者應積極預防老年人跌倒。」

兩支健走杖最大好處

與地面的支撐點多了兩個，
底面積增加，提升穩定性，
可以避免跌倒，剛好適合岳
父走路不穩的狀況。

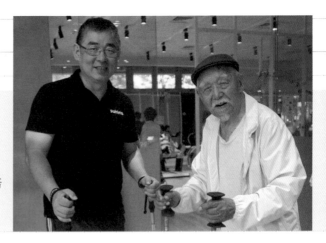

　　剛開始要推輪椅在旁備用，因為他走100公尺就累了需要坐下休息，還抱怨拿兩隻健走杖走路手好痠，我們說說笑笑扶他站起來走路，使用健走杖二三次慢慢適應，越走越遠，經過三星期的練習，可以一次走500公尺，原本的單手拐杖就再也不用了！走在社區巷子裡，看我們在陸地上滑雪，不時有人投以異樣的眼光。

　　知道岳父從依賴輪椅進步到能靠健走杖自己行走，不需人攙扶，便由好奇轉為讚嘆羨慕的表情。岳父引領高齡族群的健走時尚風潮，自己也很高興，到哪裡都要帶健走杖。

　　「老年人做肌力訓練和年輕人一樣有效，開始規律運動三週就可以感受到體力明顯進步，因為經過運動刺激，神經與肌肉的協調性進步很快。但要持續運動三到六個月，肌肉才會真正回春。重點在於要誘發長輩開始運動的動機和繼續運動的興趣。」

　　為了鼓勵他出來走走，我和老婆開車載他出去玩，說要出去玩，他就會想動起來。我們會攜帶輪椅，幫他穿成人紙尿褲，讓他無後顧之憂。到了風景點，就開始找各種理由讓他站起來走，要拍美美的照片啦、有階梯不好推啦、甚至帶他去外澳沙灘時，藉口推輪椅沒辦法在沙地移動，只好抬到海邊，再鼓勵他從停車場走300公尺到海邊坐著放風箏。

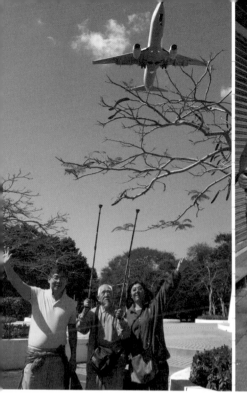
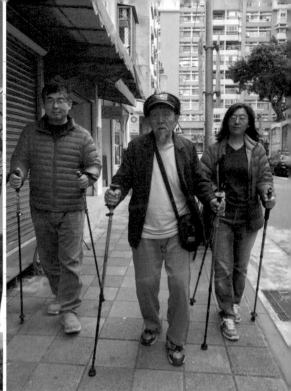

　　大多是半日行程，玩累了就找個餐廳吃午飯上廁所就回家休息。大約開始陪他練習走路後兩個月後，有一天晚上到他家，電視看到一半，他自己居然站起來，說要去睡覺，我和老婆對望一下，睜大眼睛看著他從我們面前走回臥室了！他可以用健走杖自己從沙發站起來，表示體力進步創新紀錄。

　　我們才恍然大悟，原來以前陪到很晚，是因為他自己站不起來，也不好意思要我們扶他進房睡覺，只好睏在沙發上。有了行動的能力，他會自己去倒茶喝水，澆花，上廁所不需要幫忙。希望藉由我親身的經歷，分享給更多人知道鼓勵銀髮族健身的好處，全家都受益！

郭健中

· 康寧醫療財團法人康寧醫院 急診醫師
· 美國運動委員會 私人教練認證 ACE-CPT
· 英語導遊

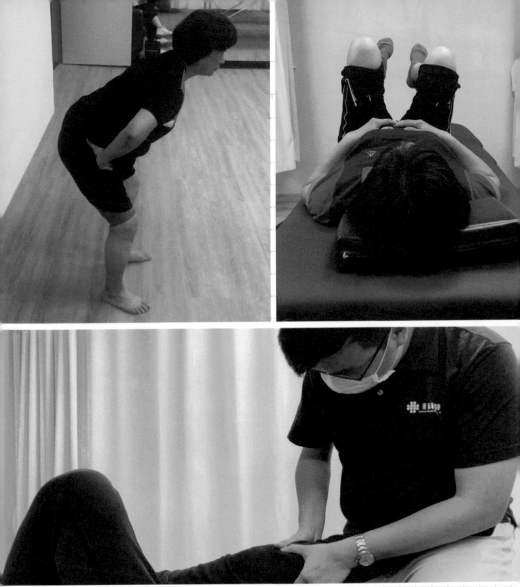

諮詢骨科 x 運動醫學中心 x 自身努力

康科特運動醫學中心 運動物理治療師 — **邱于倫**

不開刀就 我 已過耳順之年 不用花錢換膝蓋 蹲下去

病症誘發契機：耳順之年廖媽媽x長年工作x更年期體重增加＝膝蓋越發不適

常見自我治療：休息一下就會好>吃止痛藥才能正常走路>找醫師診治=退化性膝關節炎

評估判定結果：

　　1.膝蓋外觀有點變形看起來像「O型腿」

　　2.在關節角度與力量上的表現都不盡理想

那怎麼辦？要吃什麼藥嗎？還是要打針？

　　藥物與打針可以讓妳舒緩疼痛，但再這樣下去可能要開刀處理才能解決問題；目前妳的股四頭肌力量不夠，先不管要不要開刀，先去鍛鍊腿部力量吧！練得好可能可以不開刀，但即便開刀了，強壯的腿部力量也可以讓妳恢復得更好，介紹妳去運動醫學中心找專業的老師請他們帶妳做運動吧！——骨科 王醫師

因此，與廖媽媽終於有了第一次碰面契機。

　　按照流程，詢問完基本狀況且與醫師溝通過後，安排進康科特運動醫學中心，由物理治療師進行身體姿勢與運動能力的評估，試著找出有哪些需要解決的問題，可能是受傷沾黏，可能是發炎腫脹，可能是活動度受限，也可能是某些神經肌肉協調上的問題而導致力量使不上來。

　　根據治療師評估與能力檢測結果，廖媽媽有嚴重的關節活動限制，也有因長期不良姿勢與習慣，造成的肌肉用力狀況不佳，長久下來，肌肉變得充血不足循環下降，肌肉彈性與質地變差，走路爬梯也因為肌肉沒有效率的用力，造成關節承受遠比正常狀況更大的壓力而加劇退化的進行。

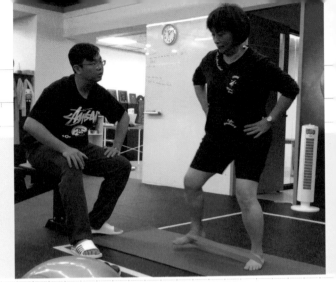

運用彈力帶訓練可正確啟動臀部肌肉力量，並且矯正不良動作模式，避免膝蓋過多的磨損。

第一步-設定目標

治療師與廖媽媽清楚的溝通，讓廖媽媽表達整理對於自己身體的期許與對身體病況的了解，雙方站在一致的共識下，制定為期三個月的中長期目標與執行恢復計畫，其中包含每個階段的目標，可訓練的時間與頻率等細節；相關的文件與問卷也會在這階段簽屬完畢。

第二步-徒手物理治療

透過徒手治療的方式先減輕廖媽媽疼痛的狀況，包含了放鬆肌肉、關節鬆動術、角度活動度訓練、本體感覺訓練等等，並在每次的碰面給予相關的衛教知識，讓廖媽媽知道該如何保養好自己的身體。

第三步-功能性運動訓練

透過徒手治療與運動訓練，放鬆緊繃的部位，喚醒沉睡的肌肉，調整姿勢到一個相對比較正確的位置，這個階段開始結合日常生活常接觸的功能性動作如坐、站、走、蹲等，將訓練開始帶向生活化，一方面這類的訓練便可在日常生活中不斷的練習而不在需要額外花時間，另一方面訓練的進步也可以直接反應回饋在日常生活動作上。

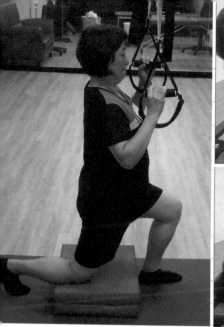
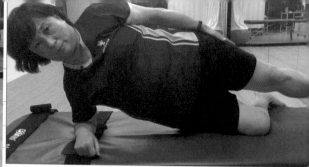
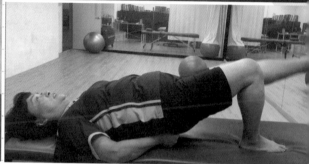

第四步-強化體能與肌力訓練

　　強化肌肉力量，讓身體除了可以在正確的時間點用正確的力量，不再給關節帶來負擔外，更可以挑戰更多的事情如負重、登山、旅遊大量行走等等，有足夠的肌力不僅有更好的血液循環、新陳代謝，更能預防外來的傷害，讓身體不再容易拉傷、扭傷。

專業間的團隊合作，讓不開刀就可以蹲下去

　　醫師、物理治療師、運動防護員與體能教練在每個階段都會從自己的專業面出發，針對問題提出相關看法，彼此討論出一個最好的方案然後實踐與驗證，以確保廖媽媽是往正確的目標前進，即便是有些走歪了，也能即時的修正回來；而這樣的團隊合作，再加上非常配合治療與復健訓練的廖媽媽，果然有了很好的恢復效果，原本走路都會痛的膝蓋不僅大幅度下降了，走路也更加順暢，更令廖媽媽驚豔的是，原本無法上蹲式廁所，結果現在已經可以蹲下去了！這樣在外地旅遊的時候也不怕尷尬，更加的方便，更能夠放心快樂的與家人旅遊了！

邱于倫

· 康科特運動醫學中心 運動物理治療師
· 鴻海精密工業健康衛生處 物理治療部負責人
· 臺北市立大學運動保健系 臨床實習導師
· 2019 ISU 四大洲競速滑冰錦標賽 隨隊物理治療師

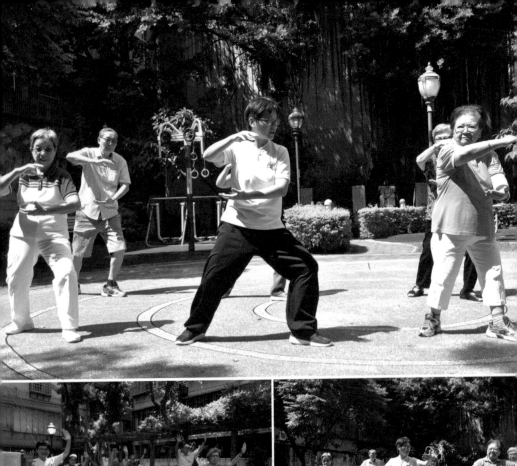

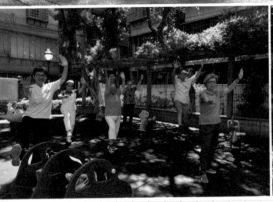
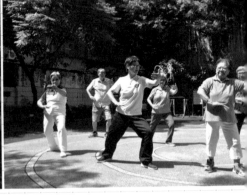

改變方程式

太極拳 x 多重訓練模式 x 慢速學習

永和耕莘醫院社區照護中心 — **吳孟恬** 主任

從太極　活出自我

一呼一吸一動一靜
太極健康拳

依據衛生福利部2011年委託臺灣失智症協會調查結果顯示，65歲以上老年人口罹患失智症比率占總人口數8.0%，而罹患輕度知能障礙(mild cognitive impairment)占總人口數18.5%，推估2031年失智人口將超過46萬人(台灣失智症協會，2016)。尋找有效方法以預防失智症的發生或減緩認知功能退化是高齡化社會刻不容緩之議題。衛生福利部2016年推動長期照護2.0計畫，明確將「減少失能照顧年數、壓縮失能期間」設為目標，並將「發展各類預防保健、健康促進等減緩失能之預防性服務措施」作為計畫具體實施策略。

國際文獻指出規律的有氧運動可藉由促進心肺耐力及體適能，間接促進大腦血管功能，進而改善認知功能(Colcombe & Kramer，2003)。規律運動能有效地預防罹患失智症或輕度知能障礙的發生(Ahlskog et al.，2011; Laurin et al.，2001; Sofi et al.，2011)。

近年，國際研究著重於動、靜態結合之多重訓練模式(Multimodal Training)，即結合動態運動訓練，加上靜態認知訓練作為介入。Li等人(2014)提出的多元模式方案為每週3次的靜態認知桌上遊戲結合體適能運動，並安排每週1次的團體健康知識互動，在為期6週的介入訓練後，發現多重訓練模式可以有效提升老年人工作記憶能力及大腦前額葉與內側顳葉之間的功能性連結(prefrontal-to-medial temporal functional connectivity)；Demirakca等人(2016)的LifeKinetik (www.lifekinetik.de)多元模式方案，以每週1次為期13週訓練，結合靜態認知訓練及動態全身協調運動訓練，動態運動除有氧及肌力訓練外，更強調將同時性認知與動作結合之雙項任務訓練(cognitive-motor dual training)，結果發現此多元模式訓練可以有效提高感覺統合與動作功能相關的頂葉與動作腦區連結。由上述文獻可知，同時強調「動身體」也「動腦」的活動能有助於認知功能之促進。

有趣的是，華人常見的運動型態—武術，如太極拳、詠春拳等，這類型的運動在操作過程即強調身體動作與認知介入，在認知功能上強調「記憶」—對於拳法套路的熟記，執行功能的「轉換」—針對套路動作間的流暢轉換，及呼吸調息的動態「靜心」。

以太極拳為例，太極拳因為動作緩慢的特性，能方便長者以「慢速」學習，過去常被推薦為老年人預防跌倒運動，且被證實有促進下肢肌力及改善平衡之功效。在臺灣，銀髮長者平均每五人即有一人曾有發生跌倒意外的經驗。跌倒，不單純是平衡感下降或下肢無力的問題，還可能是腦部退化、感覺與運動神經失調、感覺統合問題或罹患特殊神經肌肉骨骼系統疾病所造成。太極拳的運動過程中，打拳者需要保持半蹲姿，能有助於鍛鍊其下肢肌力，且在動作轉換的過程中能幫助長者訓練其重心之轉換及平衡控制能力。

然而，近期的認知神經科學研究發現太極拳運動不僅能預防跌倒，還能有效預防失智症，有促進大腦認知功能之功效。

吳孟恬等學者2012年發表在「物理治療」學術期刊之統合分析研究表示每週3次、每次執行30分鐘、連續至少10週的太極拳運動能有助於促進健康長者及輕度知能障礙長者之認知功能表現。該篇研究整合2008~2011年間太極拳對於認知功能效益之研究，分析636位平均年齡約75歲的長者，結果發現太極拳運動能促進長者認知功能表現，尤其是執行功能(executive function)的表現。

執行功能是什麼呢？執行功能是一種高階的認知功能，如專注、計畫、判斷、衝動抑制、轉換任務、決策等。簡單說，當一個人專心做事時，就需要仰賴「執行功能」表現以完成特定目標，所以要完成日常生活的瑣事都需要執行功能的能力。

在信凡事都能

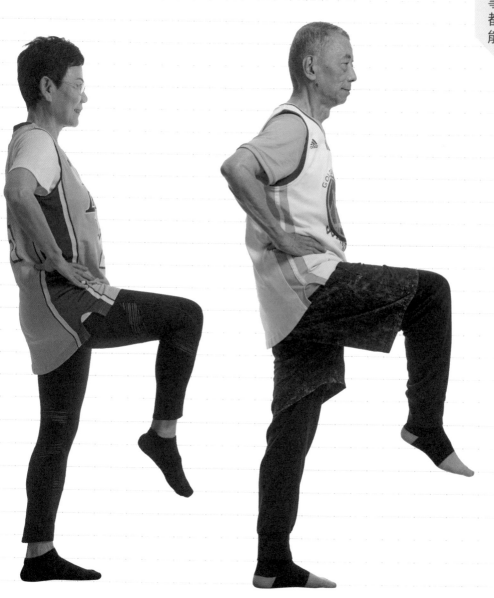

執行功能中有一個較為困難的任務，需要在多種任務間進行調節與轉換，此種能力稱為任務轉換能力(task-switching ability)。任務轉換能力為A任務轉換到B任務的調節能力，也可稱為在日常生活中同時處理兩件任務間的調節能力，如一邊走路一邊說話的能力。

近年，認知科學研究指出，太極拳運動能改善長者的任務轉換能力，臺大認知神經科學研究進一步使用功能性磁振造影(functional MRI)探討長者在太極拳運動訓練介入前、後，長者在執行認知功能—轉換任務測試時，大腦前額葉功能性活化及轉換功能表現之間的變化與關係(吳孟恬等，2018)。研究結果發現接受為期12週、每週3次、每次60分鐘之楊式24式太極拳運動訓練的長者，相較於未訓練的長者，能有效提升身體功能、提升轉換任務功能之正確率，且在執行轉換任務時，大腦左側前額葉(prefrontal lobe)活化有所增加，左側前額葉腦區與執行功能表現有關，太極拳運動訓練後能增加該腦區活化增加愈高者，其轉換任務功能亦有進步愈多的狀況。上述研究結果表示，太極拳運動能促進長者大腦前額葉功能性活化，腦部血流的活化增進與長者認知功能進步息息相關。太極拳運動訓練有潛力提升長者前額葉腦區活化之效能，以因應日常生活中多種任務挑戰間的轉換。

一般有氧運動，如步行、騎單車、游泳等，藉由促進大腦血液循環，改善腦部活化效能，以間接促進長者的認知功能表現。而太極拳運動訓練也被認為是一種中等強度的有氧運動訓練(藍青等，2008)，連續施打太極拳運動30分鐘亦可有效地提升心律，達到中等有氧運動強度(每分鐘心率達64~76%最大心跳率)。如此推知，太極拳運動具有與有氧運動相似的促進血液循環、改善心血管功能之效益。特別的是，在施打太極拳的過程中，打拳者必須維持高度的專注力，初學時必須

模仿學習教練的動作，將動作的招式儲存於「記憶」中，於下一次打拳時，再次提取「記憶」，將記得及習得的動作，依照拳法招式順序，流暢且不間斷地正確施打出來。太極拳運動過程不僅是體能的鍛鍊，亦是認知功能的鍛鍊—有益於鍛鍊學習能力、專注力、轉換能力及記憶能力等認知表現。

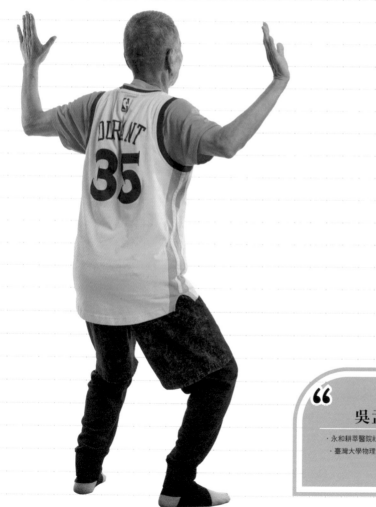

" 吳孟恬

· 永和耕莘醫院社區照護中心主任
· 臺灣大學物理治療研究所博士

"

41

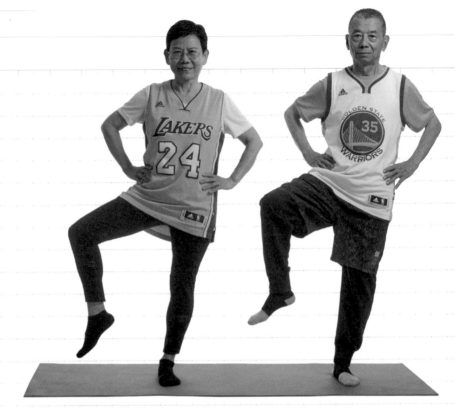

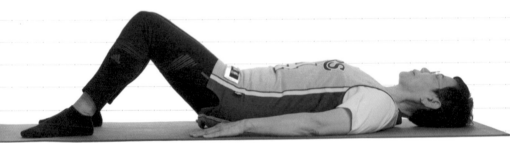

改變方程式

檢測評估 x 持續練習 x 凱格爾運動

綻放瑜珈工作室 — **徐緯珍** 創辦人

骨盆底肌 `我 今年60幾歲 不用擔心漏尿問題` 拯救我

長年下背疼痛的大姐在家人鼓勵之下，進行規律運動訓練課程。因為年紀較長，身體動作的協調及嚴重失衡的狀態下，且伴隨著長期工作累積下來的單側肌肉緊繃，除了右髖、下背緊痛外，右腳膝關節也處在緊緊情況。第一次上課前進行評估諮詢得知，除了身體動作限制外，時而下腹會有下墜感、打噴嚏時會有漏尿的情形。

漏尿與盆底肌失調是個密不可分的關係

根據2008年的文獻指出盆底肌失調是指組成骨盆底部的肌肉失去完整的收縮功能，可能造成尿失禁、骨盆腔器官脫垂、大便失禁或膀胱受器異常。 (Nygaard I, et al. (2008) Prevalence of symptomatic pelvic floor disorders in US women.)。這是一個痛苦且沉重的狀況，影響了約1/3懷孕過的女性，而練習骨盆底肌運動便是改善症狀的方法之一(wang，2020)。目前研究指出大約訓練骨盆底肌8週左右便能改善女性的應力性尿失禁情況，與大姐討論後制定12週訓練計畫，每週一次，每次一小時，從基礎漸進式地練習。

從動態暖身及最重要的凱格爾運動開始

練習骨盆底肌的收縮與大腿內側肌肉力量，慢慢加上下肢肌力、髖關節活動度與核心訓練，調整呼吸學習穩定腹內壓力。

大姐本身相當努力，除了每次的練習外每天也會固定練習回家功課，因為身體太久沒活動，一開始幾週的進度常常令她沮喪，在訓練第10週後，真實開心的分享打噴嚏會漏尿的情況改善許多，下腹也幾乎不會有不適的下墜感，核心肌群穩定外下肢也更加有力量。訓練過程雖然緩慢，但身體持續的改善也直接影響生活，使一切人生品質獲得舒適的自在感。

> **徐緯珍**
>
> · 綻放瑜珈工作室 創辦人
> · 大葉大學 運動健康管理學系 講師
> · 美國肌力與體能訓練協會 私人教練認證 NSCA CPT
> · RYT200美國瑜珈聯盟認證師資
> · 中國醫藥大學附設醫院運動治療師

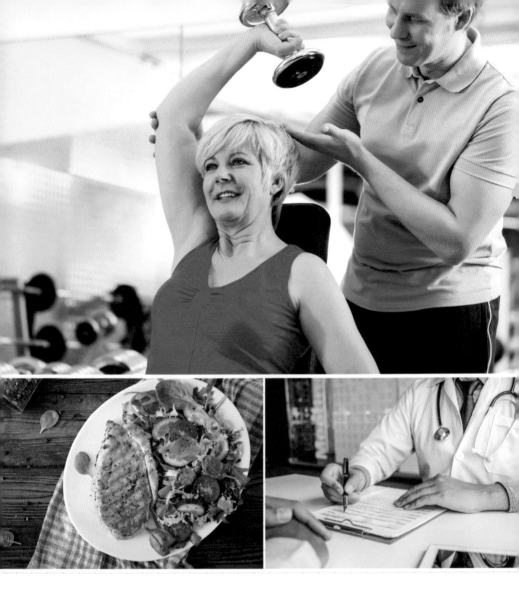

配合醫師處方 x 訓練前評估 x 制定運動計畫

醫適能 | 特殊族群訓練 — **蔡奇儒** 創辦

生命活得 我 最後一段路 快樂的活出精采 有尊嚴

　　黃先生61歲，在被診斷出胰臟癌之前，與糖尿病相處了超過十年。在罹患糖尿病的初期，體重下降超過十公斤，並且身體伴隨著嚴重的疲倦。在黃先生接受放射線治療與化學治療後，身體狀況每況愈下，開始變得只能躺在沙發上看電視，連獨立行走、進行日常活動的力氣都沒有。

胰臟癌

　　胰臟位於腹腔的深處，早期不會有明顯症狀，亦沒有痛覺神經能夠作為身體的警訊，因此通常被檢查出來時已經是末期、轉移與擴散到身體他處，此時大約有八成患者來不及進行手術切除。胰臟癌的治療目前仍需要更多的臨床研究來提升整體存活率。胰臟癌的幾個主要風險因子包含年齡、菸酒、家族病史及基因。

罹癌後，開始運動的契機

　　黃先生在醫院接受治療後，曾經擁有很強的求生意志，因此積極嘗試許多街頭巷尾的偏方，包含各式各樣的營養補給保健品，但是狀況卻依然沒有明顯改善，最後也漸漸喪失求生意志，開始走向消極負面。因緣際會之下，他的親友輾轉找到我，希望我能夠透過一些簡單的運動幫助他，讓他身體功能能有所提升。

訓練前評估（禁忌與特殊緊急狀況）

　　在帶領胰臟癌病患運動時，需留意黃先生因免疫下降之感染問題，亦需留意糖尿病族群訓練時的基本注意事項，例如適當暖身與緩和、適當的鞋襪包覆、備妥相關用藥以及隨身攜帶碳水化合物點心，避免低血糖發生等等。除此之外，黃先生在肩關節、胸椎、髖關節與踝關節皆沒有明顯的活動度受限，因此我在訓練安排上，並不會特別強調伸展（拉筋）的訓練內容。

45

營養問題

消化問題是胰臟癌病患的一大挑戰，以及常見的因食慾下降造成過低熱量攝取的狀況，若長時間營養不良，也會影響身體癒後恢復。我個人會建議此部分能夠諮詢醫院的醫師與營養師，以進行最適合黃先生的飲食方式。其中特別需要留意的是，癌症病患不建議飲酒。

訓練環境選擇

在訓練環境選擇之上，需考量到治療後免疫下降的問題，加上黃先生的身體移動能力已經非常不佳，要再規律到健身房運動的困難性提高，因此最後與黃先生溝通討論後，我們選擇進行居家訓練，可以兼顧安全性與方便性，提升黃先生的運動動機。

運動史

在罹患糖尿病與胰臟癌之前，黃先生一直都有運動習慣，包含桌球、高爾夫球，每週運動時間平均超過200分鐘，因此在運動訓練上，與一般完全初學者不同的是，黃先生對於身體基本控制能力是不錯的，心肺功能也有基本水平，在這樣的條件之下，居家徒手運動就比較快速能夠上手

訓練方法、運動強度選擇

肌力/肌耐力

選擇居家徒手訓練，針對大肌群，例如上半身為胸/背/肩，下半身為臀/腿進行訓練。一開始，從椅上起立訓練開始練習正確的深蹲動作模式，逐漸增加重複次數，促進肌耐力提升。上半身先從推牆伏地挺身（站立伏地挺身）以及坐姿彈力帶划船開始。逐漸拓展至其他訓練。

心肺有氧

鼓勵黃先生加入附近社區之晨間運動團體，每天早晨六點起來快走一至三公里不等的路程。從一開始只能走一公里，到第二個月已經可以走超過三公里。心肺有氧訓練強度則是略為喘息即可，我並不會要求他要進行過高強度的心肺有氧訓練，以免造成疲勞加劇。

訓練過程亦需要留意特殊緊急狀況，除了一般性心血管疾病風險徵兆之外，在訓練中發現頭暈、肌肉關節疼痛、過度疲勞、按壓性皮膚水腫，或皮膚下出現紅斑、非預期瘀傷、牙齦與鼻腔出血、發燒、身體忽冷忽熱、異常出汗等都需立即回報負責醫師。

訓練成果

經過2個月的訓練，黃先生表示在身體各方面的功能都有所提升。例如疲勞感很明顯下降，以及在日常居家動作都變得比較輕鬆，例如移動、從床上起身等動作，都變得輕易，也正向加強他持續出門快走運動、到醫院回診、與家人團聚的動機，大幅增加生活品質。每次訓練或運動完後，黃先生皆表示情緒與心理壓力也有明顯的改善，減少了負面的情緒，積極正向的面對疾病。

活得有尊嚴

即使最後我並沒有陪伴黃先生走完人生最後一段路，但是可以感受得出來黃先生從面臨疾病，積極面對的態度，以及完成訓練的成就感，讓我也確信自己正在做對的事情。癌症訓練並不是仙丹靈藥，能夠治百病，但卻可以讓人在走向生命終點，或是面臨身體極大痛苦與挑戰時，陪伴病患，加強他們的心智。在訓練過程中，黃先生也會和我分享他的生命已經活得沒有遺憾，他也已經設定好人生下一個階段的目標是，若奇蹟似的身體痊癒，他將持續推廣讓更多人知道運動的好，鼓勵更多癌友投入運動，真的令我非常感動!運動就是良藥，讓我們一起運動，讓生命的最後一段路活得更有尊嚴!

參考資料

https://www.ncbi.nlm.nih.gov/pmc/articles/PMC3667471/
https://thecancerspecialist.com/2019/11/01/global-inci-dence-of-pancreatic-cancer/

https://oncologypro.esmo.org/meeting-resources/es-mo-2018-congress/Effects-of-6-month-exercise-training- on-quality-of-life-in-pancreatic-cancer-patients-results-from-a-randomized-controlled-trial https://www.ncbi.nlm.nih.gov/pubmed/30589829

https://www.nature.com/articles/s41598-019-49582-3

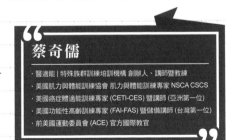

蔡奇儒

· 醫適能 | 特殊族群訓練培訓機構 創辦人、講師暨教練
· 美國肌力與體能訓練協會 肌力與體能訓練專家 NSCA CSCS
· 美國癌症體適能訓練專家 (CETI-CES) 暨講師 (亞洲第一位)
· 美國功能性高齡訓練專家 (FAI-FAS) 暨儲備講師 (台灣第一位)
· 前美國運動委員會 (ACE) 官方國際教官

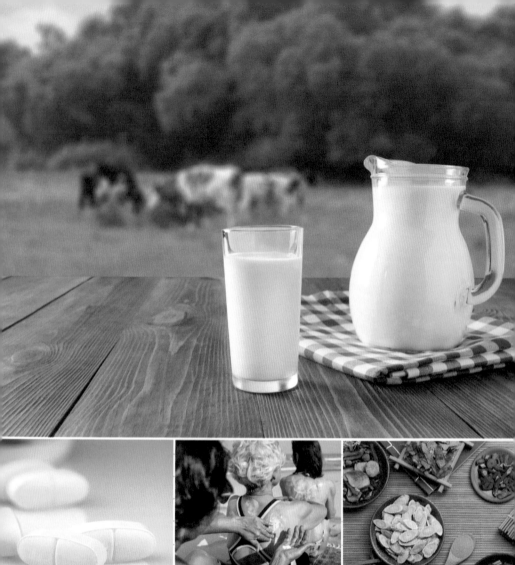

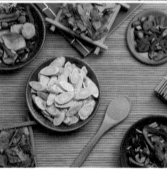

改變方程式

開源節流 x 多角度 x 多方向

中西醫臨床醫學健康管理師 — **周寒**

中年補鈣 對的時機，對的份量，對的營養素是關鍵 要留心

人在不同年齡階段骨密度在不停地發展變化

從20~40歲，骨骼生長處於相對平衡，骨量也處於峰值。在30至35歲期間，骨骼的骨密度達到一生中最高點。35歲以後，骨量開始略微有緩慢的下降。

從45-65歲，骨骼進入衰老下降期。46-55歲骨質流失速度最高，通常會因為骨量降低發生髖部、手腕與脊柱等部位骨折。

對於骨質疏鬆從「開源-節流」的理念來理解

「開源」多多攝取含鈣食物或者補充針對性營養品，根據研究每天補充600mg鈣是安全的，並不會增加心臟病發作或腎結石風險。

預防骨質疏鬆的健康補充法

年齡	鈣 / 日	維生素 D/ 日	補充說明
45 歲以下	600mg	300IU	建議每週 3 次以上運動訓練
45–65 歲	1000mg	600IU	女性停經後建議鈣每日攝取 1200mg
65 歲以上	1200mg	800IU	建議配合阻力運動訓練

「節流」克服不良的生活方式，保持良好的健康生活習慣，減少骨量流失。由於吸煙、飲酒、運動少、日照低於 1 h/d者骨密度值明顯減低。

隨著年齡增長中老年人的骨密度值持續下降，以60~69歲下降最明顯：60歲後骨量流失率，女性達39.6%，男性達27%，70歲之後骨量流失呈平緩下降的狀態；整體50歲後中老年女性骨密度值低於男性，這與女性的停經引起的體內雌激素減少與骨密度減少有直接關係。

改善骨質疏鬆要從多方面方向入手

營養時刻改變著我們的基因表達

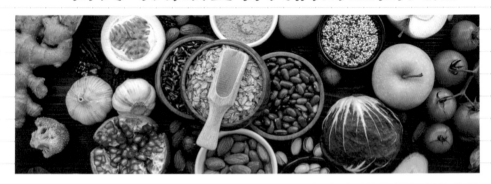

　　調整飲食結構在多樣化飲食的基礎上，選擇天然食材中鈣質含量高的食物：深綠色蔬菜，羽衣甘藍，豆類，豆制品；攝取含有維生素D含量高的食物：深海魚，例如鮭魚、箭魚、鯖魚、沙丁魚等。蝦米、豆類、蝦皮類等食物，也要注意食用淮山藥、黨參之類健脾運脾的食品，使脾胃消化功能強健，營養物質充分吸收利用。（LONG Min，2015）

　　健康干預實際案例：65歲中國男性，通過改善飲食結構和補充珊瑚鈣（每日800mg，維生素D400IU，鎂400mg）、益生菌，日常習慣有每日步行買菜1-2小時活動，一年的時間，骨密度從-1.83降低至-1.18。營養教育與膳食介入能夠促進中老年骨質疏鬆患者膳食的合理攝入，改善銀髮族客戶自身的健康狀況，增加骨密度，從而提高常規治療效果。（趙春燕，2016）

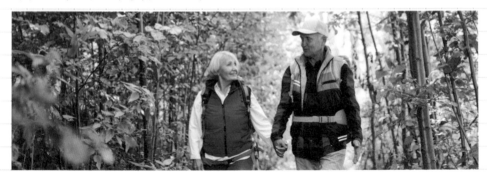

改善骨質疏鬆要從多方面方向入手

日曬，既經濟又環保的補鈣伴侶

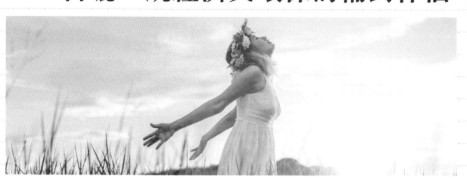

　　中國營養學會推薦維生素D攝取量成人為每日5μg。健康的人將皮膚暴露在陽光下每日10~15min，骨質疏鬆的人群，每天至少在1h以上。每周2~3次就能獲得足夠的維生素D。

　　一天中，有兩段時間最適合曬太陽。第一段是上午8時到10時，此時紅外線居高，紫外線偏低，使人感到溫暖柔和，可以起到活血化瘀的作用。

　　第二段是下午4時到6時，此時正值紫外線中的 α 光束占上風，可以促進腸道對鈣、磷的吸收。

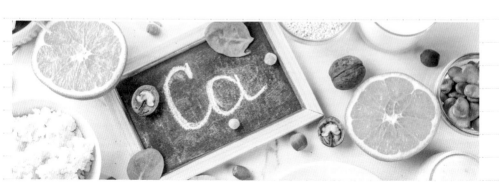

改善骨質疏鬆要從多方面方向入手

選取適合的鈣類補充劑
使補鈣事半功倍

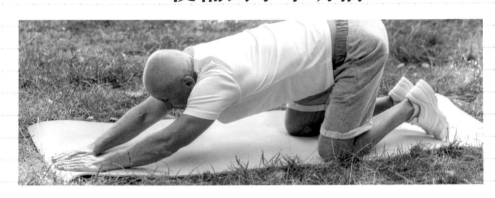

人體代謝的時候2個磷分子會攜帶1個鈣分子走，而2個鈣分子會攜帶1個鎂分子走，所以完整的比例是4（磷）：2（鈣）：1（鎂）參與機體運作。在購買時注意選擇含有鈣、維生素D、鎂和其他成分的複合補充劑。採用少量多次的方法服用。

從含鈣量來看，碳酸鈣>檸檬酸鈣，腸胃功能弱，易便秘或者脹肚、腹瀉的人，推薦珊瑚鈣或者檸檬酸鈣，少量多次服用。每次服用≤ 50mg時，鈣的吸收率最高， >500mg時吸收最差。

TIPS

1.以上這些鈣類補充劑，推薦在飯後30分鐘內服用。盡量不要與奶制品、飲料等同服，避免引起消化不良、漲氣等癥狀。

2.如果有服用鐵或鋅補充劑、四環素抗生素或左甲腺素（用於治療甲狀腺功能減退癥），最好與鈣間隔3小時，以免影響潛在的不良效果相互作用。 （Harvard Medical school）

女性補鈣TIPS

　　塗抹雌激素軟膏可改善骨質疏鬆情況，但長期給予外源性雌激素會引起不同程度副作用，如周期性陰道出血、子宮內膜增生誘發子宮內膜癌，雌激素治療的人群注意每3個月做一次激素檢查和追蹤。

最後，為您介紹中醫療法對補鈣的作用

　　針刺、艾灸和雌激素治療之間的效果差異不大，如果條件許可，還是更推薦無副作用的中醫自我照護方法。

使用艾灸

主穴：大杼 、大椎 、命門 / 配穴 ：懸鐘 、膈俞 、足三里 / 時間：每日15分鐘（劉獻祥，2000）

參考資料

1. 維生素K參与骨代謝研究進展
   Advances in studies of vitamin K in bone metabolism
   張月雷；上海交通大學附屬第六人民醫院骨科；張月雷；丁浩；高悠水；張长青；上海交通大学附属第六人民醫院骨科，上海，200233
   中华骨质疏松和骨矿盐疾病杂志；2015年 03期 (2015 / 10 / 08)，P251 - 255)

2. 血清维生素K1水平与绝经后女性腰椎骨密度相关性分析:Source: Chinese Journal of Osteoporosis / Zhongguo Guzhi Shusong Zazhi . 2019, Vol. 25 Issue 4, p489-492. 4p. 赵利涛; 荣雪芹; 郑庆玲; 吕海文

3. 枸杞多糖对骨质疏松大鼠血清PICP、ICTP及钙、磷、镁和碱性磷酸酶水平的影响，马进峰1)△; 王一农2); 金锐3)
   《郑州大学学报(医学版)》[ISSN:1671-6825/CN:41-1340/R] 卷: 期数: 2012年02期 页码: 247 栏目: 论著 出版日期: 2012-03-20

4. 《肠道微生态影响绝经后骨质疏松症发生发展的研究进展》李丽娟 林 静 王 凌 (复旦大学上海医学院附属妇产科医院暨妇产科研究所，复旦大学中西医结合 研究院，上海市女性生殖内分泌相关疾病重点实验室，上海200011中国免疫学杂志 2019 年第 35 卷

5. (Influencing Factors and Nursing Intervention of the Bone Density Examination Result in Middle Aged and Elderly People/LONG Min, LIU Man.//Medical Innovation of China, 2015, 12 (23)：089-091)

6. 《卫生研究》2016年 第2期 | 赵春燕 周瑞华 田永芝 唐咏梅 宁鸿珍 刘海燕　华北理工大学公共卫生学院 唐山063000 华北理工大学附属医院骨质疏松治疗室)

7. 《Osteoporosis: A guide to prevention and treatment》
   by Harvard Medical school, https://www.health.harvard.edu/nutrition/choosing-a-calcium-supplement

8. (中国骨伤 2000 年 9 月第 13 卷第 9 期　China J Orthop & Trauma , September 2000 , Vol. 13 , No. 9·519·《针灸对原发性骨质疏松症影响的实验和临床研究》
   刘献祥1 吴明霞2 吴炳煌1 章志安1 钱松涛1 李俐2 林薇1 郑良朴1 林久茂1 (11 福建中医学院，福建 福州 350003 ;21 福建省第二人民医院，福建 福州》《针灸对实验性骨质疏松症的影响》赵英侠 严振国 邵水金 余安胜 (上海中医药大学解剖教研室，上海 200032)

" 周寒

· 中西醫臨床專業　醫學學士
· 中國營養學會會員
· 中國國家衛生健康委員會認證健康管理師
· 中國國家運動營養師講師
· 淋巴引流治療師
· FM3級筋膜手法治療師

"

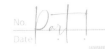

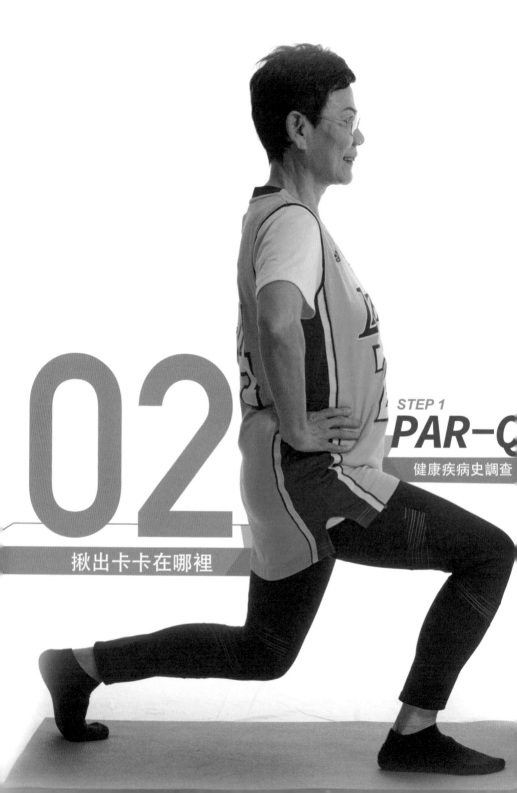

02

揪出卡卡在哪裡

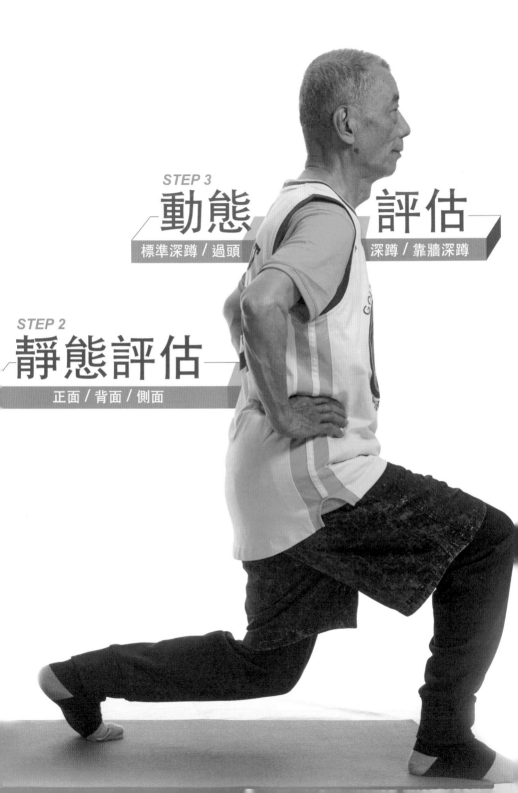

STEP 3

動態　評估

標準深蹲／過頭　　深蹲／靠牆深蹲

STEP 2

靜態評估

正面／背面／側面

檢測評估的重要性

揪出"卡卡"在哪裡

　　所有你/妳考量到的任何細節同時也是體能教練與物理治療師在設計訓練課表前，會進行的評估風險環節，學會評估風險，才能清楚第一站該去找教練還是找醫師！在專業者的最高指導原則：先講求不傷身體，再講求效果！

　　運動前常見的停看聽檢測模式會利用問卷加上口頭詢問引導了解你/妳的生活作息、疾病史、運動經驗等資料，再透過動態檢測認識身體的動作模式是否有障礙，例如：關節活動度受限、力量不足、身體左右發力不平衡等現象；這些結果並不一定代表你生病了，但是對於運動訓練的處方設計卻是至關重要的關鍵細節。

　　有糖尿病的病史，在運動前中後都要確認血糖的情況符合標準，以避免低血糖造成的暈眩；有高血壓的朋友，在運動中要避免頭部低於心臟的動作，有可能造成頭部的血壓過高導致中風的風險提升；如有長期肩頸痠痛，要思考不僅僅是該做什麼按摩紓緩，更要思考是否應該先進行矯正運動再加強肌力的鍛鍊；又或者有手術的疾病史甚至還有鋼丁的狀況下，如何運動才是正確的？如果不運動怕肌肉萎縮，但運動不正確又怕開刀的部位二度受傷，這真的很困擾著每個有相關病史的朋友。

　　右頁15項評估內容在運動醫學中心在每位學員運動前必定進行的紀錄，除了讓你/妳夠了解自己的身體外，也能選擇現階段適合的運動目標，成就健康安全的自己，從經驗分享結果，再厲害的運動沒有建立在雙方共識的身體狀態與運動能力的基礎上，過程的溝通與期待的結果會是不相等的！

資料來源：美國運動醫學會 ACSM

15

Step 1 **健康與疾病史調查問卷**

PAR-Q+

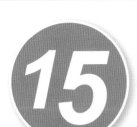

- ☐ 1.有心臟病/高血壓嗎？
- ☐ 2.休息/運動時曾感到胸痛？
- ☐ 3.最近12個月曾因暈眩失去平衡/失去意識嗎？
- ☐ 4.心臟病/高血壓外的其他慢性疾病？
- ☐ 5.是否正在服用慢性疾病的處方藥物？
- ☐ 6.最近12個月有骨骼/關節/肌肉/韌帶/肌腱問題嗎？
- ☐ 7.是否只能從事醫師監督下的運動？
- ☐ 8.需要利用藥物或醫師開立的療法控制病情？
- ☐ 9.曾經或現在患有癌症？
- ☐ 10.休息下血壓是否有等於或高於130/80mmHg？
- ☐ 11.有任何代謝症候群?
- ☐ 12.運動後/日常活動出現低血糖的徵兆或症狀?
- ☐ 13.有任何心智健康問題或學習障礙?
- ☐ 14.曾使用緊急醫療藥物超過兩次以上?
- ☐ 15.有行走或行動的障礙?

TIPS

以上調查與檢測者了解您的過去與現在的病史了解有著極大的需要，假設您有2個以上選擇「是」，請先與專業醫師評估診斷後再進行相關的運動訓練，才是最安全有效的運動流程！

靜態姿勢的檢測法

拍照檢視你的三觀

透過醫師進行一般健康檢查，包含：身高體重、體脂肪、肌肉量，還有醫學檢驗等相關細項後，就可以開始運動了嗎？

是的！可以開始運動了！但重點是，要做什麼運動才對呢？運動種類那麼多有沒有什麼先後順序？我愛跑步，可以直接換上跑鞋開跑嗎？

會建議先進行動態的運動檢測，了解一下身體的運動能力，什麼是運動能力？簡單來說就是關節活動度、身體肌肉的控制能力、靈活度與平衡感等，在一般運動中心或治療所都可以找到專業人士協助你完成整套運動檢測，並給予最後的訓練處方建議。

試想「駝背」這回事，雖然平時你感覺不到有什麼影響，甚至還覺得挺舒服的，特別是看書划手機的時候！？但試試看，當你刻意做一個駝背的姿勢，你其實很難做出一個標準的把手臂抬起並貼近耳朵的舉手動作，這就是一個姿勢影響關節活動度的例子，這對運動或生活造成什麼影響呢？例如你想要打籃球搶籃板，肯定要比對手多跳高10公分才搶的到球；在家中想拿取上方置物櫃的物品，發現原本可輕鬆拿到的位置現在卻搆不到；想要在健身房做相關的訓練動作，則會因為姿勢不正確的因素導致代償產生，這樣不僅造成訓練效果下降，更可能提升受傷的風險。

運動檢測的動作與技巧非常多，本書提供給平時在運動醫學中心最常讓學員做的「深蹲動作」，並附上進階動作與退階動作，首先，讓我們從自然姿勢下進行檢測吧

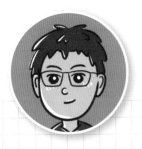

Step 2 靜態姿勢評估

正面觀

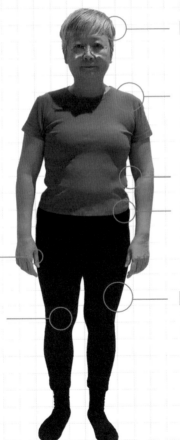

☐ 頭部偏向右側或左側

☐ 肩膀在目測有高低差別

☐ 兩側手肘與身體空間一致

☐ 骨盆不等高

☐ 雙手虎口方向不一樣

☐ 膝蓋骨不是位於正中
☐ 膝蓋有 內 / 外翻
　　（O 型腿 / X 型腿）

☐ 雙側大腿/小腿肌肉
　　不一樣大

TIPS

保持最自然的姿勢站立，請他人從旁觀察姿態，從頭開始，依序是肩膀/軀幹/雙手/腿部，
並勾選符合問題的姿勢部位。

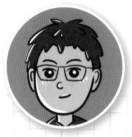

Step 2 靜態姿勢評估

背面與側面觀

☐ 頭部偏向右側或左側

☐ 肩膀在目測有高低差別

☐ 肩胛骨位置偏移

☐ 兩側手肘與身體空間一到

☐ 骨盆不等高

☐ 兩側臀線不等高

☐ 雙側大腿/小腿肌肉
不一樣大

☐ 身體重心沒有平均
落在雙腳/三七步

☐ 拇趾外翻

☐ 腳掌沒有平穩貼地，
且保持足弓高度

TIPS

保持最自然的姿勢站立，請他人從旁觀察姿態，從頭開始，依序是肩膀/軀幹/雙手/腿部，
並勾選符合問題的姿勢部位。

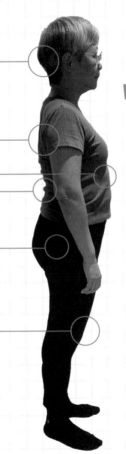

☐ 頭部前傾，耳朵與
肩膀不在一直線上

☐ 駝背

☐ 肋骨前凸

☐ 腰部過度前彎 / 後凸

☐ 骨盆前傾 / 後傾

☐ 膝蓋過度伸直 / 彎曲

TIPS

假設你需要找專業人士，除了一般坊間常見的復建科與中醫診所外，也可諮詢運動醫學的專業診所，醫師、治療師與訓練師一起處理你的狀況。

除了一般常見的X光、超音波等影像學檢查外，透過各種徒手治療與矯正運動訓練幫助體態調整，才是真正的根本解決之道！

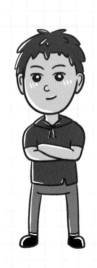

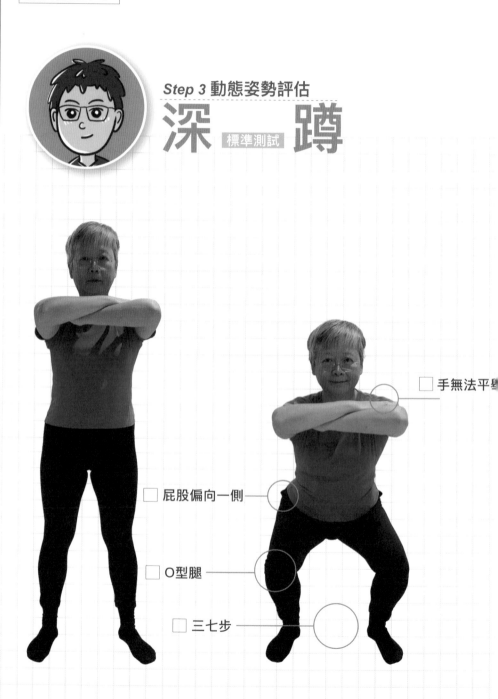

Step 3 動態姿勢評估

深 標準測試 蹲

☐ 手無法平舉

☐ 屁股偏向一側

☐ O型腿

☐ 三七步

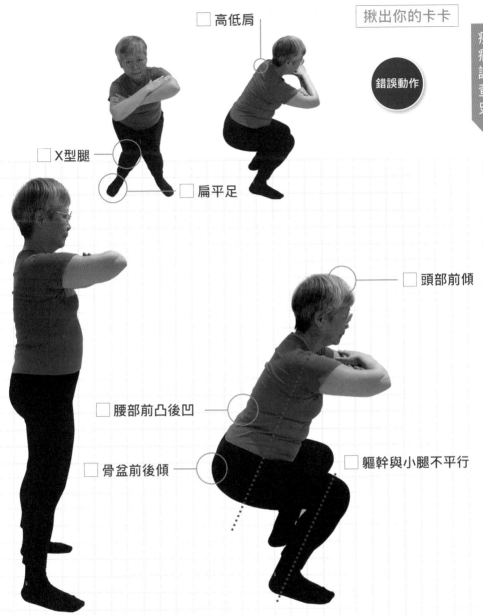

☐ 高低肩

錯誤動作

☐ X型腿

☐ 扁平足

☐ 頭部前傾

☐ 腰部前凸後凹

☐ 軀幹與小腿不平行

☐ 骨盆前後傾

我們統計一下，你有幾個勾呢？

綠燈：0~3個否，建議進行「過頭深蹲」檢測

黃燈：4~6個否，建議進行「靠牆深蹲」檢測

紅燈：7個否以上，建議尋求專業人士做進一步檢查

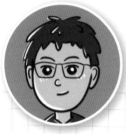

Step 3 動態姿勢評估

過頭 進階測試 深蹲

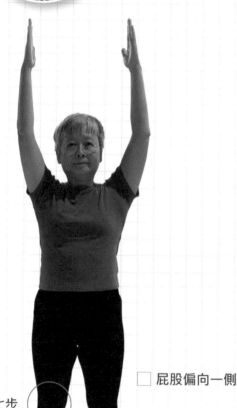

□ 三七步 重心偏 向一側

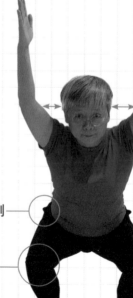

□ 手與頭之間距離不同

□ 屁股偏向一側

□ O型腿

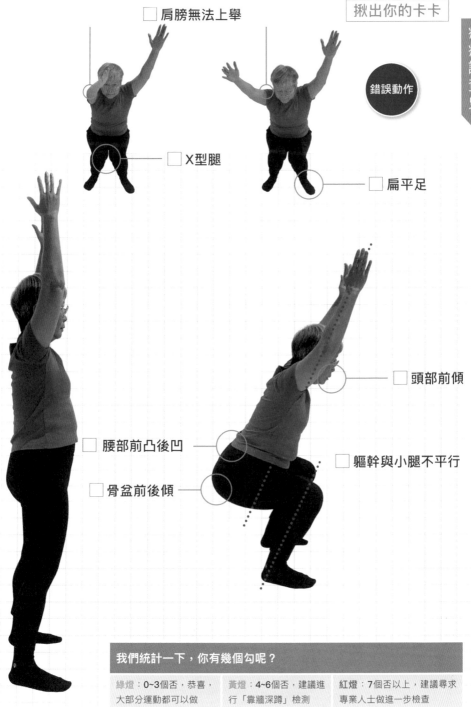

□ 肩膀無法上舉

錯誤動作

□ X型腿

□ 扁平足

□ 頭部前傾

□ 腰部前凸後凹

□ 軀幹與小腿不平行

□ 骨盆前後傾

我們統計一下，你有幾個勾呢？

綠燈：0~3個否，恭喜，大部分運動都可以做	黃燈：4~6個否，建議進行「靠牆深蹲」檢測	紅燈：7個否以上，建議尋求專業人士做進一步檢查

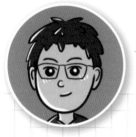

Step 3 動態姿勢評估

靠牆 [退階測試] 深蹲

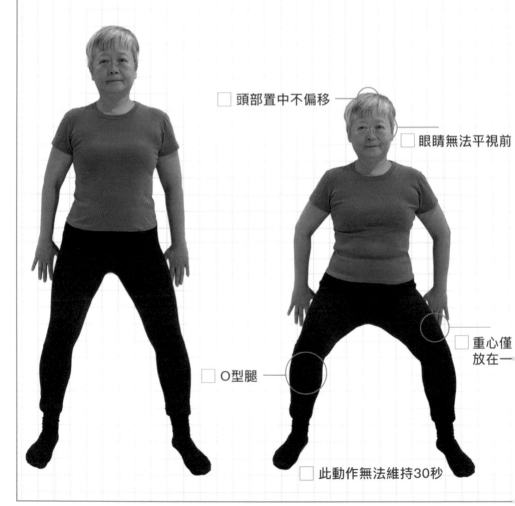

- ☐ 頭部置中不偏移
- ☐ 眼睛無法平視前
- ☐ 重心僅放在一
- ☐ O型腿
- ☐ 此動作無法維持30秒

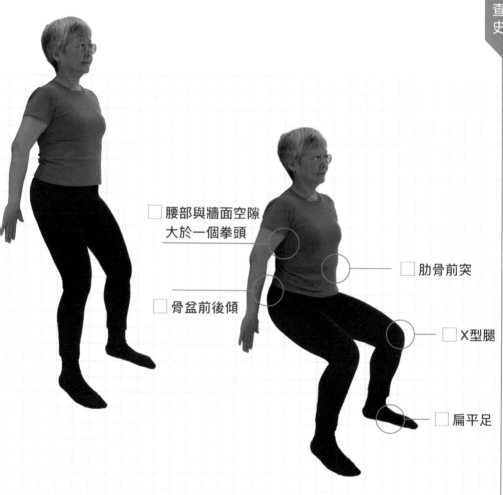

☐ 腰部與牆面空隙大於一個拳頭

☐ 肋骨前突

☐ 骨盆前後傾

☐ X型腿

☐ 扁平足

我們統計一下，你有幾個勾呢？

黃燈：0~4個否，建議尋求專業教練先矯正姿勢再進行運動　　紅燈：5個否以上，建議尋求醫療專業人士做進一步檢查

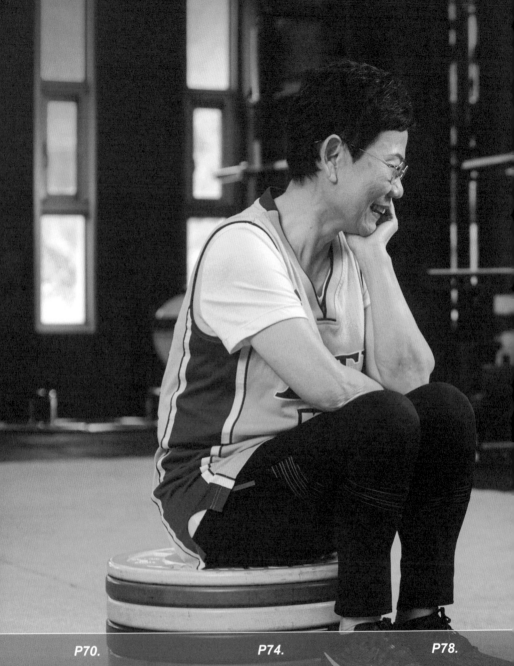

P70.

太好了!!

自身免疫力

運動連腦力和免疫力都提升

P74.

原來啊!!

溫柔久坐病

平時舒服坐姿是溫柔慢性殺手

P78.

怕跌倒?!

老了常跌倒

用健走仗帶你上山下海的旅

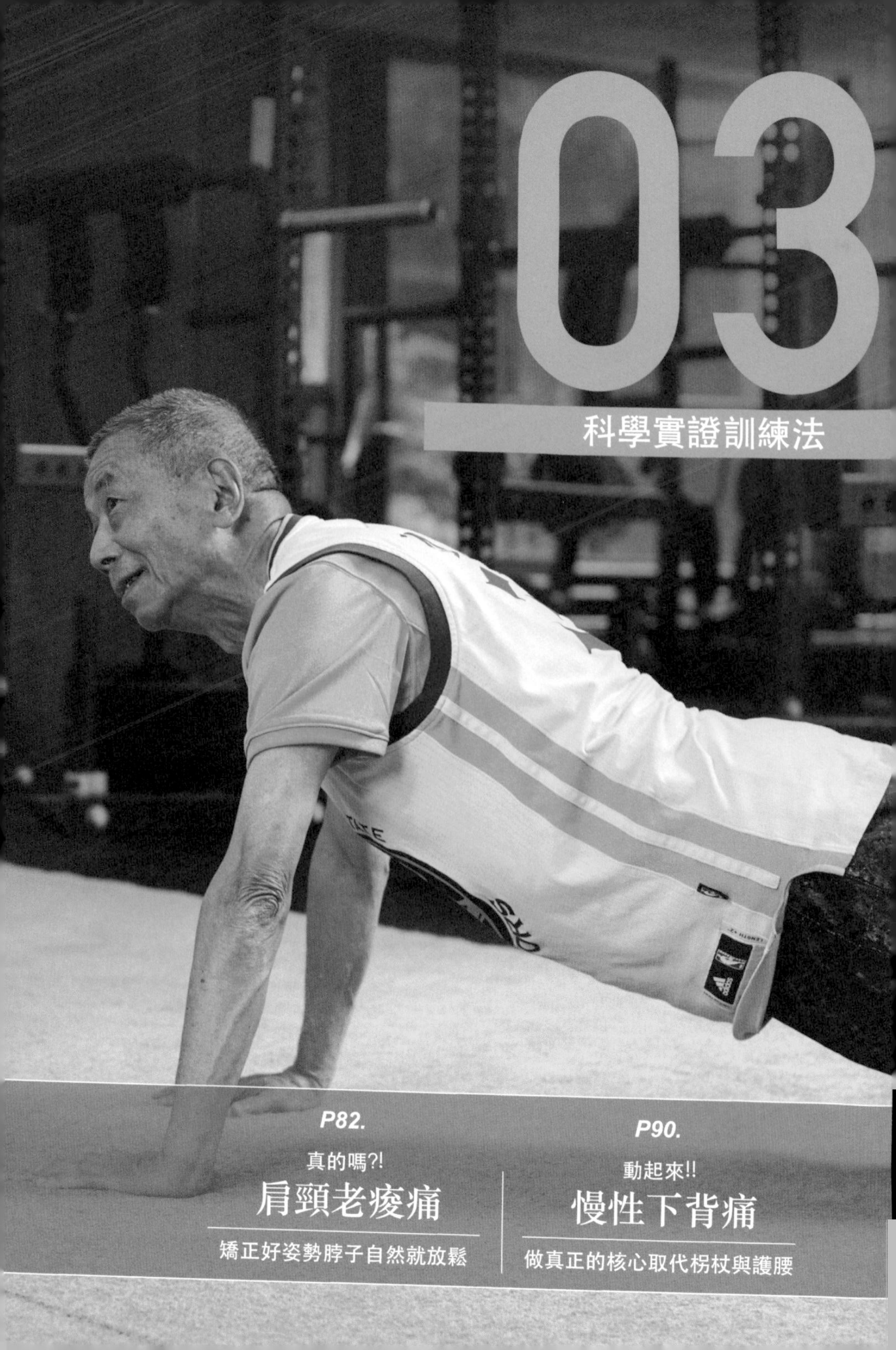

03

科學實證訓練法

P82.

真的嗎?!

肩頸老痠痛

矯正好姿勢脖子自然就放鬆

P90.

動起來!!

慢性下背痛

做真正的核心取代柺杖與護腰

自身免疫力
Immune system

吃好 x 睡飽 x 多運動

提起運動會提升肌肉力量，肌肉量，耐力與爆發力等等素質，應該沒有人會反對，且覺得這是很正常的結果！但提到運動會提升大腦能力，增加反應跟靈敏，甚至對於記憶力的促進都有幫助，你相信嗎？

〈芬蘭老年醫學介入研究：認知損傷與失能的預防〉指出均衡飲食，規律運動，活躍社交生活，提高教育水準，能降低罹患阿茲海默症和其他老年失智症的風險 [1]；而當中提到運動，除了一般的有氧運動，例如健走或者是游泳，更加上肌肉力量的訓練，例如：針對腿部的重量訓練，身體的核心訓練等；藉由運動不斷給予大腦刺激與活化，結果是不僅僅在運動的操作上，更對於日常生活認知有明顯進步，這就是藉由運動提升腦力的最佳案例！

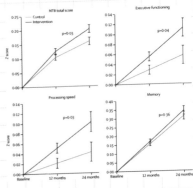

透過運動，大腦的認知與記憶執行動作的能力與速度都有明顯提升

太好了!!
運動連**腦力**和**免疫力**都提升

提升免疫力又是怎麼一回事呢？

　　除了運動過程中可以促進新陳代謝，加速相關的蛋白質合成並把身體廢物排出體外，更重要的是可以藉由肌肉量的增長，同時間也提升身體的免疫能力，而這些免疫系統平時除了可以抵抗外來細菌與病毒，更可以殺死藏在身體內部的不良細胞，例如癌症等細胞。

　　身體免疫能力會在青少年時期發展到高峰，中壯年的時候維持免疫能力，但過了40歲之後，其免疫系統的能力就會慢慢地下降[2]，這也是我們常常看到長輩有較多疾病纏身的因素之一。

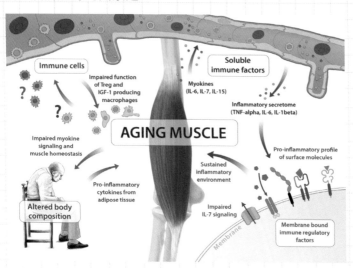

肌肉老化與免疫力下降的關係

參考資料

1. A 2 year multidomain intervention of diet, exercise, cognitive training, and vascular risk monitoring versus control to prevent cognitive decline in at-risk elderly people (FINGER): A randomized controlled trial Tiia Ngandu et al. 2015
2. Skeletal muscle as potential central link between sarcopenia and immune senescence- Nelke C et al. 2019

立刻動起來
有氧運動 / 肌肉量提升

改善習慣──離開你的沙發

　　傳統認知肌肉主要功能是提供身體力量，讓我們可以自由活動，還可以舉起重物，甚至成為身體的防護罩抵抗外來衝擊力，避免被路人撞一下就跌倒受傷；但肌肉其實是身體很大的內分泌器官，影響到身體組織的合成與代謝效率、心血管與腦部狀態，是關聯到身體免疫細胞的功能與作用，所以，對於身體免疫能力有著舉足輕重的地位。

　　透過科學實驗研究證實，經過運動之後身體免疫細胞的濃度比沒有運動前提升兩倍，這個結果比你去吃任何的營養補充品，或者單純睡覺還要有效且安全許多，所以推薦大家務必要藉由運動強化自身的免疫能力！

哪些運動才能有效提升身體免疫能力呢？

　　從簡單且輕量化的有氧運動開始，養成自身運動習慣，從不需要太複雜的器材開始，例如健走、廣場舞再漸進地增加運動挑戰性，例如馬拉松、三鐵運動或者各種球類運動。

　　初期簡單有氧運動能讓身體活化提升代謝能力後，別忘了，肌肉量的提升才是增強免疫力的關鍵，因此務必增加重量訓練課表，從大肌群開始，例如整個下肢蹲的動作訓練，除非特殊需求，否則不建議只做單一肌肉的強化訓練，例如單純針對股四頭肌前側的直膝運動。

藉由簡單有氧運動讓身體活化起來提升代謝能力後,別忘了肌肉量的提升才是增強免疫能力的關鍵,所以請開始做重量訓練吧!

我家就是運動場——從椅子蹲開始

在練習之前,請先找好一只穩固椅子,同時也請家人在旁協助以免意外發生。

動態腿部強化 抱胸蹲

跟著 圖1/圖2/圖3 一起做

STEP 1 雙手放置胸前,不扶任何物品
STEP 2 慢慢下蹲直到屁股坐到椅子
STEP 3 隨後再慢慢站起來

TIPS

過程中雙手保持放在胸前,運用核心與腿部力量進行。

靜態進階挑戰 太空椅

跟著 圖1/圖2 一起做

STEP 1 雙手放置胸前,不扶任何物品
STEP 2 慢慢下蹲時收緊核心,維持腿部力量
STEP 3 不坐下去,離椅子5公分時停頓30秒

TIPS

藉此鍛鍊下肢肌力,撐不住時直接坐到椅子上。

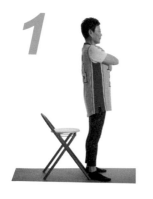
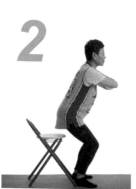
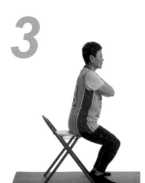

溫柔久坐病

Sedentary life style

肌肉控制 x 核心力量

你曾算過自己到底一天「坐」多久嗎？

如果沒有運動習慣，或者工作需要久坐的人，時間高達10個小時以上的狀況，根據眾多科學研究與臨床實際案例發現，久坐對健康的危害不容小覷，甚至有可能比抽菸還嚴重，例如罹患糖尿病與高血壓的機率比起一般人高出一倍，而死亡率比起長活動族群更高出50%，肥胖機率與其他相關慢性疾病甚至關節炎的風險都比一般人還要高！(*Get up* — James Levine 2014)

多站一點點！健康多一點！

大家都知道要運動才會更健康，但如果過去沒有運動的習慣要跳到規律運動的狀態時，困難度是很高且不容易維持。因此，循序漸進從每坐下30分鐘後，再站起來5分鐘的規律進行，接著延長站立時間，當身體習慣後，加上散步或出外健行爬山，這些最基礎的「站起來」開始，雖然看似簡單卻是讓身體打破常態行為，進入好習慣的生活型態中。

但必須得久坐工作者，又該如何開始呢？

現在「高年級實習生」的大哥大姊不在少數，和一般上班族一樣也需要久坐，又該怎麼辦呢？以下兩招教你即便在椅子上，仍可持續運動，提升肌肉力量與組織循環，也能減少疲勞與痠痛。

原來啊!!
平時舒服坐姿是溫柔慢性殺手

你是否有以下症狀？

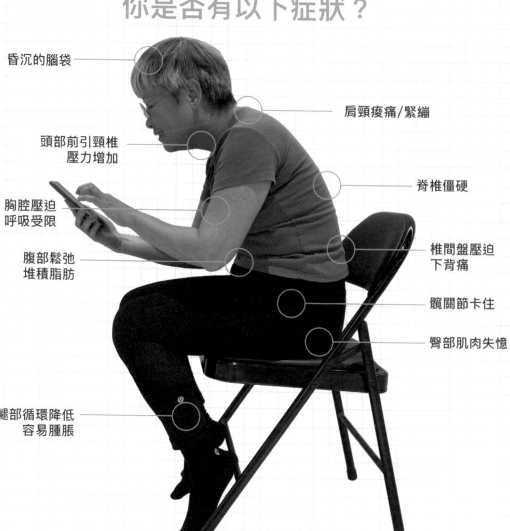

昏沉的腦袋

肩頸痠痛/緊繃

頭部前引頸椎
壓力增加

脊椎僵硬

胸腔壓迫
呼吸受限

腹部鬆弛
堆積脂肪

椎間盤壓迫
下背痛

髖關節卡住

臀部肌肉失憶

腿部循環降低
容易腫脹

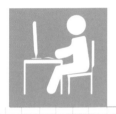

與椅子共舞
平衡控制 / 肌力提升

改善——下肢柔軟度與下背緊繃

直膝椅子伸展

STEP 1 將一腿膝蓋打直，腳尖朝向天花板，用腳跟著地，另一腿踩穩地面，調整好呼吸，雙手放在大腿上。

STEP 2 配合呼吸，慢慢吐氣時將雙手往腳尖方向延伸，此時會感覺到腿部甚至背部的筋膜緊繃痠痛感（每個人根據自己柔軟度判斷雙手擺放位置，重點在於維持到自己可以忍受的伸展感即可，不要過度伸展）。

STEP 3 慢慢地回復到起始姿勢，然後換腳伸展；兩腿都可以伸展2~3次，每次30秒鐘。

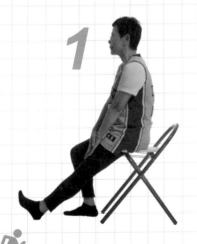

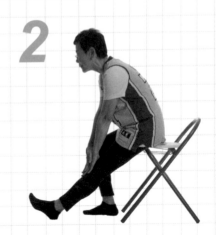

根據眾多的科學研究與臨床實際案例發現，久坐對健康的危害不容小覷，甚至有可能比抽菸還嚴重。
(*Get up* — James Levine 2014)

鍛鍊——身體平衡與腹肌力量/腿部控制能力

STEP 1 坐在椅子上並抬頭挺胸，雙腳與肩同寬踩穩地面，背部不要靠到椅背，維持好呼吸節奏。

STEP 2 雙手抓住座椅兩側，核心收緊，逐漸將雙腿抬離地面，過程中軀幹打直不彎腰。

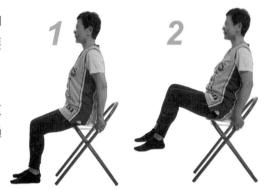

此動作有兩種操作模式:

時間制 維持10秒再逐漸放下。熟悉動作後挑戰增加到30秒甚至1分鐘，可重複2~3組。

次數制 連續操作抬腿落下動作10次。熟悉動作後挑戰將次數增加到20甚至30次，可重複2~3組。

坐姿抬腿 進階版

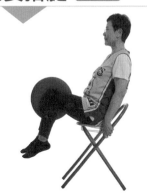

STEP 1 將枕頭夾在膝蓋中間，鍛鍊腹肌的同時也能強化大腿內收肌群。

STEP 2 往下將枕頭放在腳踝處是增加強度的方式之一。

老了常跌倒

Prevent falling down

增強下肢肌力 x 穩定步態平穩

撰文｜急診醫師/導遊/運動教練-郭健中

　　保護、平衡及增強肌力是健走仗的三大功能，幫助長者安全地站立運動建立信心與安全感，讓長者走得穩、預防跌倒。使用健走杖前，請先調整健走杖握把高度，約在手肘高度。再逐漸依照自己的體能狀況調整動作強度和訓練時間，安全第一。

踮腳尖——矯正脊椎調整良好身姿

　　雙手持杖向下撐，同時踮腳尖使雙腳腳跟離開地面，矯正姿勢是保護膝關節和矯正脊椎重要的關鍵同時也避免銀髮族關節退化的引發疼痛。接著慢慢動作先把腳踝活動開來，喚醒足踝的本體感覺回饋，有助於神經肌肉的控制避免運動傷害。

TIPS

1. 膝關節不要完全打直鎖死，保持微微彎曲有點彈性，可以保護關節，減少疼痛及磨損。
2. 緊縮臀部和小腹，同時用力夾屁股，訓練臀肌收縮。雙手向下撐杖，保持骨盆在正中位置。避免臀肌與腹肌萎縮無力，容易造成腰椎前凸，造成病變，壓迫神經，引發坐骨神經疼痛。

怕跌倒!!
用**健走杖**帶你上山下海的旅遊

持杖深蹲——學習正確動作順序

以屁股碰牆來引導深蹲的正確動作可提升安全性並保護膝關節。背靠牆半步站立，雙手前伸持杖撐地，翹屁股碰牆。深蹲時先啟動髖關節，臀部向後推，上半身脊椎維持一直線前傾，再帶動膝關節屈曲，重心平均落在足部。銀髮族常有關節痠痛的問題，蹲下時先啟動膝關節彎曲使小腿向前（錯誤動作），這樣的角度會造成膝關節較大的壓力，反而容易磨損引起疼痛。

注意某些人在蹲下去時容易膝關節內扣，造成X型腿導致關節外側磨損，所以深蹲時需要注意髖關節－膝關節－踝關節應在同一平面，膝關節應朝第二腳趾的方向運動。上半身軀幹略為前傾，雙手前伸撐杖，夾臀收小腹穩定骨盆核心，收起下巴眼睛看向前下方，避免仰頭。**維持頭、背和臀三點一直線**

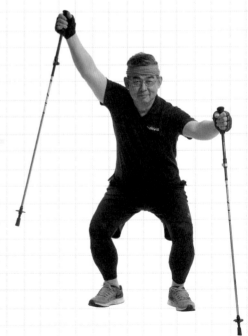

維持良好深蹲姿勢之後，試著慢慢舉起右手，感覺上背部肌肉收縮，維持五秒鐘，然後放下，換左手舉起。過程當中維持軀幹穩定鍛鍊腹部及背部核心肌群，可以保護腰椎，改善腰酸背痛。舉單手練習幾次適應之後，可以同時舉雙手，逐漸增加背肌的訓練強度。

延長膝蓋壽命
保護 / 平衡 / 增強肌力

單腳站──練習維持平衡，預防跌倒

在雙手持杖避免跌倒的安全前提下，增加單腳站立的練習機會。從四點著地支撐原地站立練習開始，試著舉起單腳進展到三點支撐。站立的單腳膝關節微微彎曲，保持彈性，可以誘發較多的腿部肌群參與平衡控制。

舉起的單腳可以前後左右緩慢擺動，逐漸增加站立腳的訓練強度也增加懸空腳的活動範圍，訓練髖關節靈活度。

持杖單腳蹲 進階版

單腳深蹲就是上下階梯的預備動作。當下肢肌力增強後，可以嘗試挑戰單腳蹲並減少手杖支持的力道，甚至舉起單手。練習調整重心的改變，但操作時注意安全第一。

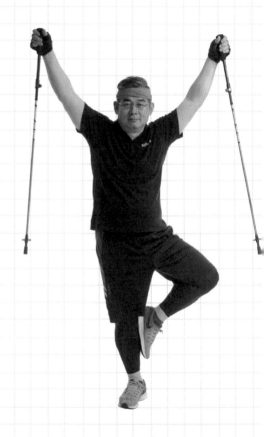

健走杖運動是依照ACE–IFT運動訓練模式設計，專為走路不穩、害怕跌倒、站起坐下有困難的虛弱長者設計。階段目標是功能型的訓練，增強下肢肌力，穩定步態平衡，預防跌倒。

弓箭步擺手——增強運動強度

　　弓箭步，後腳跟離地，雙手持杖前後擺動，好像在原地跑步。此運動的強度相當於慢跑，而且更加安全，非常適合平時有散步習慣的銀髮族。可以間歇性的提高雙手擺動的頻率，增加運動的強度，訓練心肺耐力。

　　若體能及平衡狀況改善，可以到戶外健走，而鍛鍊體力的目的是更自在的行動，享受人生，剛開始運動訓練，促進神經肌肉協調能力，經過三個星期的練習，就會很明顯的感受到體能的進步。但最重要的是養成規律運動的習慣，一開始輕輕鬆鬆做就好，先適應及學習正確的姿勢和動作，避免運動傷害。

　　家人鼓勵長輩運動，務必讓他覺得安心，繼續訓練三個月到半年，逐漸增加強度，肌肉慢慢增加。達成目標就獎勵旅遊，帶長輩到戶外活動，增加運動的樂趣同時也促進家庭關係。

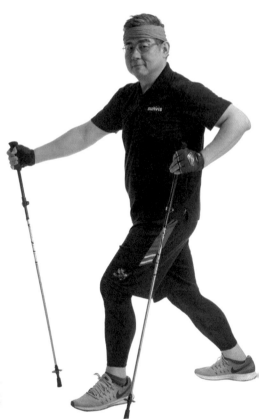

肩頸老痠痛

Shoulder and neck pain

六大原因 x 六項運動

撰文 | 力康運動醫學機構 教育研究長-劉育銓

　　人類為了看得更高、望的更遠，並可以使用雙手進行操作，演化成大自然界唯一直立的生物，也因此犧牲原本絕佳的頭部控制能力，頭部位在整個人的最高點，而肩頸負責將血流引上頭部，並且將頭可以維持在中立的位置，說起來相當輕鬆，當隨著年紀增長經歷肌力退化後，就有可能在一次頭後仰或是在抱孫子的動作中，產生了肩頸的不舒服，開始會覺得頸子特別容易痠痛。

　　就如同一顆大樹，腳就是紮往地面的樹根，脊椎是樹幹，雙手是樹枝，而頭就是樹頂；當有強風吹來（平衡障礙），為了不致於從樹頂（頭）倒塌，樹幹（脊椎）就需要用力做穩定的動作。隨著年紀這棵樹老了，樹幹支撐力不夠，就會產生整棵大樹搖晃的現象，抖動更多樹上的枝葉落下，就是痠痛的產生。

　　大部份的人會因為疼痛感發生而去看醫師做檢查，在常規的檢查後，很多醫師會把疼痛歸咎於結構性老化，如果真是如此，似乎每一個人都逃不過痠痛的宿命，早期研究已經提出解答。研究透過影像學去檢查無疼痛的正常人，結果顯示15歲後，核磁共振就顯示有椎間盤突出的現象、35歲左右，X光已經有40%的正常人已顯示退化，甚至年老到70歲後，那些正常人已經百分之百有退化。以上都說明退化不是產生疼痛的主因，事實上大部份的人在年輕的時候，結構上就已經退化。

真的嗎?!
矯正好姿勢脖子自然就放鬆

近年來，多數研究都顯示退化跟疼痛並沒有很直接的關係，甚至更新的研究還指出，將近三分之一的人即使挺胸縮下巴保持在人們認為的好姿勢，脖子仍然會痛，比例上甚至就和駝背的人不會差太多。

這些疼痛的人都容易觀察到心情比較容易沮喪、焦慮，活動量相對較少的狀況，所以對於這些疼痛的人要改善疼痛的狀況，重點應該擺在怎麼改變現況及改變生活習慣，因為肩頸痠痛通常是一個多因的結果，其危險因子又可以分為六大類，以下將這六大危險因子列出，並給予適當的運動建議。

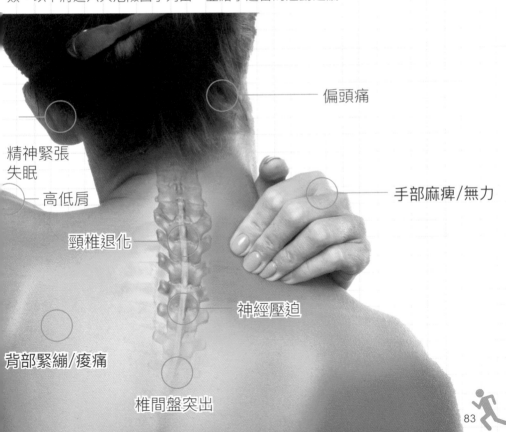

偏頭痛

精神緊張
失眠

高低肩

頸椎退化

手部麻痺/無力

神經壓迫

背部緊繃/痠痛

椎間盤突出

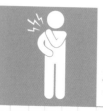

跟頸椎病ByeBye

預防退化 / 強化肌力

原因1−肩頸退化

　　自覺頭部可以活動的範圍變小、容易活動時容易有咖咖的聲音或是有疼痛感、有放射到背或手指頭的痠痛麻，甚至是無力感。脊椎就像積木一樣疊高，每節脊椎之間存在有椎間盤，骨頭會隨著年紀越來越脆弱，椎間盤裡的水份也會隨之流失，脊椎間的距離過於靠近，甚至磨擦產生骨刺，就是常說的退化。

　　退化後，最直接引起的就是關節不穩定的問題，因為肌肉在用力時，無法有適當的穩定性；根據研究，頭枕部和頸椎連結的位置，內含密度極高的張力感測器(頭枕部大約100−250個/每克，臀大肌約2.2個/每克，斜方肌約0.8個/每克)，當我們頭部的穩定下降，張力感測器就會亮起紅燈，進而引發肩頸痠痛，這也可以算是我們自我保護的方式之一。

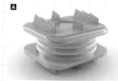

Initial clinical experience with a next-generation artificial disc for the treatment of symptomatic degenerative cervical radiculopathy (2010)

▲ 老化或退化的脊椎(B圖)，會有很多東西被擠出來，是不穩定的

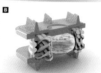

Evolutionary Perspectives on the Developing Skeleton and Implications for Lifelong Health (2020)

▲ 隨著年齡增加，骨質流失越多

頂天立地

雙腳與肩同寬，手臂向下垂放，肩頸保持放鬆，微夾臀並且小腹收穩，最後做出縮下顎，使頸部向天空延長，並維持10−15秒。

TIPS

此運動是透過脊椎拉直的動作，有效用自體的力量增加脊椎間的空間，達到延緩退化的目的。

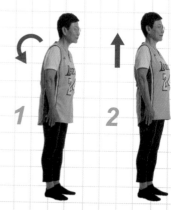

1　　2

當隨著年紀增長經歷肌力退化後，就有可能在一次頭後仰或是在抱孫子的動作中，產生了肩頸不舒服，開始會覺得頸子特別容易痠痛。

原因2–肌力不足

　　無法做高舉過頭的動作、拿重物時會覺得無力或引發頸椎的不舒服。肩頸的肌肉在近端要負責將頭維持在正中位置，在遠端要負責將上臂抬起；健康的年輕人在過了25歲的顛峰後，體內蛋白質和肌肉每十年約減少5~10%。

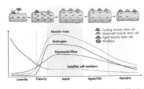

Unraveling the Paradoxical Action of Androgens on Muscle Stem Cells (2019)

▲ 平均肌肉質量隨著年齡增長的下降

　　如果沒有運動的習慣，當肌肉開始流失變成肌少症，肌肉就無法同時做好兩份工作，進而因為過度使用而產生痠痛。

聳 肩

手拿水瓶當重物，一開始手臂向下垂放，透過聳肩的動作，將肩關節拉起，抬到最高點後，慢慢的放下，連續做6次為一循環，共5次循環。

TIPS

做肩關節運動時，不建議一開始拿太重的重量，避免受傷的風險。

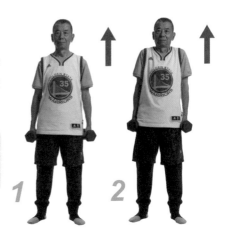

1 *2*

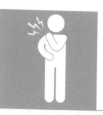

跟頸椎病ByeBye
預防退化 / 強化肌力

原因3–姿勢不良

　　會覺得身高逐年下降、體態變的不好看，肩頸痠痛。最常見的姿勢不良就是頭部前傾伴隨圓肩駝背，當頭部往前移一吋，研究上會發現在頸椎上增加9公斤以上的力矩；而頭前彎的動作，亦會增加頸椎的壓力。頭前彎30度，頸椎上就約有18公斤的力量，身體就必須消耗更多的肌肉力量才能達到平衡，如此一來就增加肌肉痠痛的可能性。

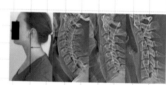

X-Ray Imaging is Essential for Contemporary Chiropractic and Manual Therapy Spinal Rehabilitation: Radiography Increases Benefits and Reduces Risks

▲頭部的姿勢改變後，隨之而來的是不同狀況的脊椎退化變形

挺胸後拉

在站姿或坐姿下做運動都可以，將雙手舉高呈V字型，保持身體挺直的姿勢，做深吸氣的動作，夾背並且將雙手往斜後方延伸，伸展身體前側的筋膜，同時訓練頸背肌肉群。

TIPS

做運動時，如果手無法抬到V字型，可以從水平漸進抬高。

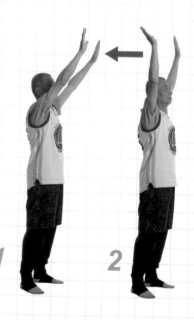

1　　*2*

隨著年紀增長經歷肌力退化後，有可能在一次頭後仰或是在抱孫子的動作中，產生了肩頸不舒服，覺得頸部特別容易痠痛。

原因4–筋膜變厚

　　容易覺得累、偶爾就想動一下脖子，藉此解開不舒服的感覺。 根據科學研究，肌肉本身是不會直接痠痛的，而是經由筋膜的神經訊號而生，筋膜是一層貼覆在肌肉外圍的薄膜，功能是促進身體的代謝及增強血液循環；身體會隨著老化，筋膜出現脫水現象，變得非常脆弱，產生皮膚皺紋；喪失筋膜的功能後，組織內會累積很多代謝廢物，種下肌肉痠痛的因子。

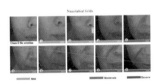

Classification of facial wrinkles among Chinese women (2017)

▲ 皺紋是筋膜變厚最明顯的表徵

雙手繞圈

雙手持彈力帶，手肘打直由身體前側舉起，並舉到後方，來回各一次為一圈，動作可以執行10次。

TIPS

可以透過身體大範圍旋轉的動作，活動筋膜；生活中亦可以透過伸展肌肉增加更多筋膜柔軟度。

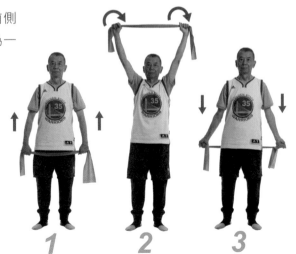

1　　**2**　　**3**

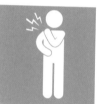

跟頸椎病ByeBye
預防退化 / 強化肌力

原因5–呼吸問題

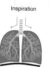

Expiration　　Inspiration

Tracking diaphragm movement by using ultrasound to assess its strength (2016)

▲ 標準的呼吸只會有橫膈膜的動作，隨著年紀橫膈膜弱化後，肺部會擴張不足，就容易用肩頸做代償

會覺得胸悶、血壓有逐年增加的狀況。

　　銀髮族的鼻腔肌肉弱化，導致身體沒辦法做出鼻吸氣的動作，身體容易會帶動更多肩頸的力量呼吸，可以稱為胸式呼吸或頸式呼吸，而頸部呼吸的動作常常是短促的，容易過度換氣或憋氣，身體就無法得到適當的放鬆，產生更多痠痛的可能性。

呼　吸

▼

嘴唇含住一支吸管，找一面牆，試著先把身體靠在牆壁上，將身體打直貼齊，接著練習用鼻吸氣，然後試著用丹田的力量，將氣透過吸管吐完，再進行下一次的呼吸運動。

TIPS

做運動時，不可以憋氣，避免血壓升高。

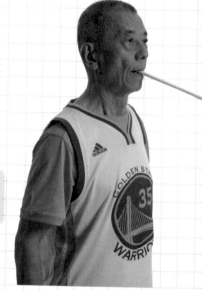

當隨著年紀增長經歷肌力退化後，就有可能在一次頭後仰或是在抱孫子的動作中，產生了肩頸不舒服，開始會覺得頸子特別容易痠痛。

原因6–咀嚼問題

咬合力差、容易噎到或嗆到、血糖不穩定、口腔有異味產生。

根據研究，咀嚼咬合時，會帶動肩頸的肌肉，當咬合能力退化時，身體必須啟動更多的肩頸肌肉幫忙，有時候甚至連講話都會明顯看到肩頸明顯的用力。

有些人可能因為咀嚼能力不足，加上有內分泌及長期累積的情緒問題，晚上容易有咬牙的問題，睡眠品質下降，也會使肩頸循環變差，周邊肌肉痛覺敏感化。

延伸閱讀：

在咀嚼時，咬東西那邊的頸部屈肌會產生電訊號，藉以幫忙啃咬東西；而對側的三角肌和上斜方肌張力會下降，協助更有利的咀嚼動作。

扣 齒

有意識的做左邊臼齒敲擊的動作10次，接著做門牙扣齒10次，最後輪到右邊的臼齒敲擊的動作10次，為一回合，共6次。

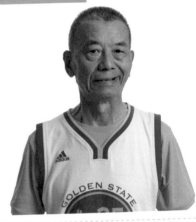

TIPS

適當的咬硬物，藉以訓練咀嚼肌群，更是一個有效針對有肩頸僵硬或痠痛的妙招！

參考資料

1 Eriksen, K. and R.P. Rochester, Orthospinology Procedures: An Evidence-based Approach to Spinal Care. 2007: Wolters Kluwer Health/Lippincott Williams & Wilkins Ref.

2 Hansraj, K.K., Assessment of stresses in the cervical spine caused by posture and position of the head. Surg Technol Int, 2014

3 Jimenez-Silva, A., et al., Sleep and awake bruxism in adults and its relationship with temporomandibular disorders: A systematic review from 2003 to 2014. Acta Odontol Scand, 2017

慢性下背痛
Lower Back Pain

深層核心穩定 x 淺層肌肉收縮

撰文｜大葉大學講師/綻放瑜珈 創始人－徐緯珍

下背痛症狀

症狀的發生常發生在舉重物、扭腰或前彎腰之後，尤其是在移動或清晨起床剛坐起身時，症狀可能會瞬間加劇。反倒像抬腿、站著或坐下等下半身的動作，不一定會引起疼痛。

疼痛範圍

有時在特定的壓痛點，但也可能是大範圍的疼痛，某些嚴重的情況可能從下背部往腿部放射性延伸 ，泛稱「坐骨神經痛」。

起始好發年紀

初次發生下背痛的年齡，多是在20到40歲之間，五成以上的下背痛患者，在好轉後仍會復發，且復發後的疼痛情形，通常比初次發生時更嚴重。

病因

下背痛是一個由多重原因引起的症狀，雖然大部分的下背痛找不到明確的病因，但絕大多數和肌肉拉傷、扭傷有關。現代人壓力大，不是久坐或久站就是姿勢不良、睡覺姿勢不良、體重過重、抽菸、懷孕時增重、壓力等身心狀況不佳都有可能造成下背痛。

動起來!!
用**真正的核心**取代枴杖與護腰

　　怎麼樣的核心訓練才是真正有效率的的練習呢?核心肌群分成深層及淺層,這些肌肉像氣球一樣圍繞在腹腔周圍,當有一邊的肌肉無力,那麼這個原本應該穩定的氣球便會出現漏洞,其中一個問題便是下背痛。

　　想改善下背痛一定要正確啟動深層的核心:腹橫肌與多裂肌,才能給予身體穩定保護能力。不僅疼痛消減還能提升身體動作品質。

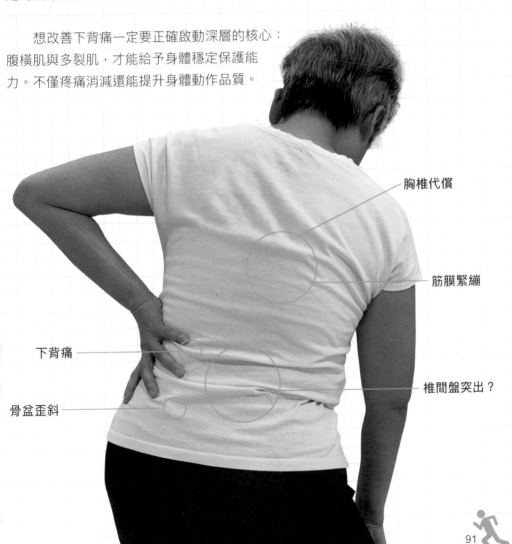

胸椎代償

筋膜緊繃

下背痛

椎間盤突出?

骨盆歪斜

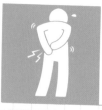 練到真正的核心

彈力帶 / 抗力球 / 瑜珈磚

內核心──誘發深層核心肌群的穩定功能

　　真正的核心肌群，由腹部最深層的腹橫肌、掌管呼吸的橫膈肌、脊椎旁的多裂肌、骨盆底肌組成，要特殊的「耐力訓練」才能練到。針對下背痛的研究發現，不是去健身房為了人魚線瘋狂練腹直肌就能改善，而是深層核心是否有力且確實的啟動才是關鍵。

　　以腹肌來說，要啟動腹橫肌的動作最簡單的就是骨盆穩定的「停留」，仰臥姿或是四足跪姿都能有效率地進行訓練。可以根據能力給予四肢的變化、對側練習或減少支撐點、給予抵抗阻力等等，都能提升深層核心穩定能力。

啟動核心 四足跪姿

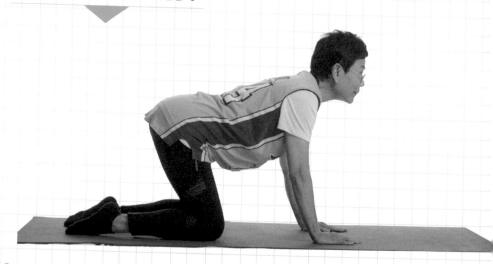

當身體已經發出疼痛警訊時，先別急著鍛鍊，每一塊肌肉收縮品質都取決於良好的關節活動度，當活動度缺乏時或許身體正在產生代償動作。藉由練習髖啟動及脊椎屈曲和伸直的動態練習能協助深層核心肌群找回控制脊椎一節一節做運動的能力。

穩定脊椎——預防復發最有效的解決方法

深層核心的控制能力不足，因此就算去按摩、伸展下背等舒緩動作，但根本的控制能力問題尚未解決，依然是治標不致本，仍會導致重複性發作，甚至出現更嚴重的惡性循環，若能適時地補強臀大肌與深層核心，提升脊椎穩定度才是預防復發最有效的解決方法。

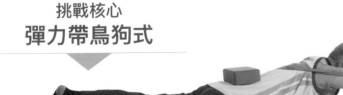

控制核心
瑜珈磚四足跪姿

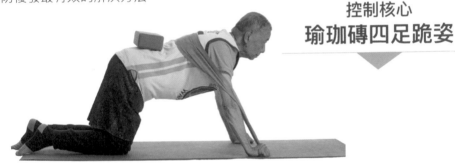

挑戰核心
彈力帶鳥狗式

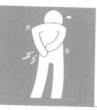

練到真正的核心
彈力帶 / 抗力球 / 瑜珈磚

外核心——啟動淺層核心肌肉收縮

淺層肌肉由大家熟知的腹肌、背肌、臀肌等肌肉所組成，馬甲線、人魚線全為這些肌群露出的線條。

下背肌群緊繃通常和無力的深層核心有著密切關係，不僅容易造成疼痛，同時會導致表淺層肌肉無法正常作用，進一步造成動作上的障礙。

髖伸直或橋式對於髖啟動、臀肌誘發及調整下背張力都是很好的練習。此動作會誘發大腿內收肌的力量加強提供髖關節良好的穩定。

強化臀部　橋式

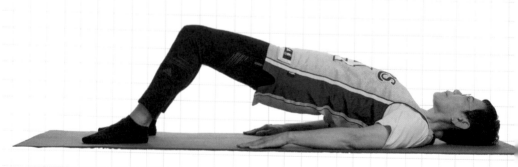

當身體已經發出疼痛警訊時，先別急著鍛鍊，每一塊肌肉收縮品質都取決於良好的關節活動度，當活動度缺乏時或許身體正在產生代償動作。藉由練習髖啟動及脊椎屈曲和伸直的動態練習能協助深層核心肌群找回控制脊椎一節一節做運動的能力。

循序漸進——系統性提升各層面核心穩定

　　利用抗力球的不穩定特性，除了穩定外搭配正確呼吸，增加對於腹直肌離心及向心收縮的控制力及肌肉敏感度。

　　動太多或是動太少對於身體來說都是一個警訊，當我們循序漸進的練習，有系統的提升各層面的核心穩定，搭配上正確的動力鍊及良好的關節活動度，難纏的下背痛遲早也會跟我們說bye–bye。

強化核心
抗力球穩定 進階版

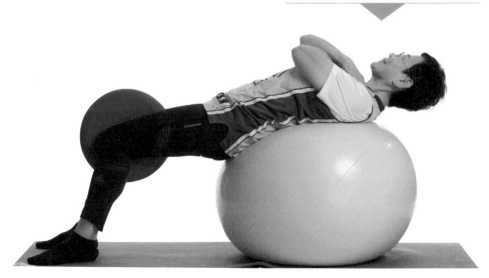

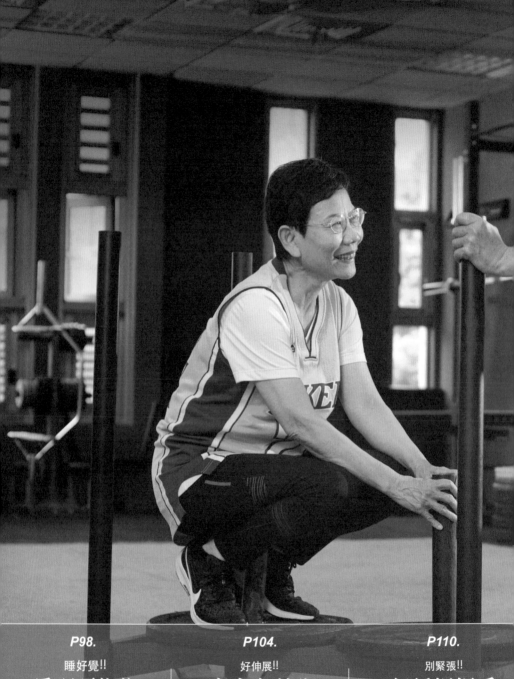

P98.

睡好覺!!

肩頸硬梆梆

從筋膜球進行放鬆肩頸開始

P104.

好伸展!!

膏肓急救術

矯正肩頸後站姿好看痠痛消失

P110.

別緊張!!

舒緩媽媽手

先評估再對症訓練有效解決疼

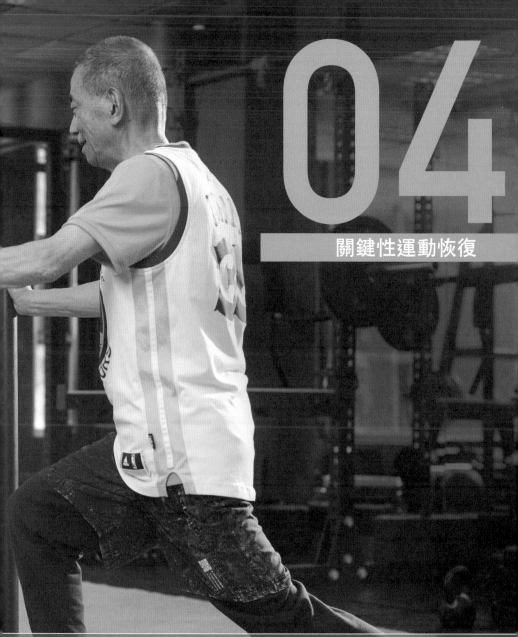

04

關鍵性運動恢復

P114.

不卡卡!!

順利蹲下去

放鬆髖關節讓你順利蹲廁所

P118.

好舒壓!!

拒絕蘿蔔腿

小腿消腫脹不只有靠牆抬腿

P122.

好放鬆!!

膝蓋好痛痛

健走慢跑族的髂脛束放鬆法

肩頸硬梆梆

Fascia of neck and shoulder

矯正姿勢 x 放鬆筋膜

睡醒過後，覺得肩頸沉重和脖子僵硬，經過短暫的活動後，才逐漸的感到放鬆，頭腦也才逐漸的清醒過來。造成此現象的原因，除了你的枕頭可能需要調整之外，另外就是肩頸的姿勢不良所導致的疲勞與僵硬，特別是因為近年來手機的使用率提升，大家成為低頭族的時間也越來越長，而頭頸部過度前傾、駝背等不良姿勢的現象也是主要原因之一。

最常見緊繃的肌肉與筋膜位於脖子後側與上背部特別是兩邊肩胛骨與脊椎中間的區域還有常常讓人忽略的胸小肌區域，建議除了專業按摩外，也可以藉由滾筒或者網球等小工具達到很好的放鬆效果。

筋膜工具怎麼選？

市面上筋膜放鬆工具琳瑯滿目，有各種形狀、各種軟硬度，有的還會震動，有的還有溫度的控制，甚至還有看起來像電鑽的筋膜槍，那到底我們該怎麼選呢？在使用上又有什麼差異？以下圖表為常見筋膜工具完整剖析。

睡好覺!!
從**筋膜球**進行放鬆肩頸開始

硬度	軟	對身體刺激較小，適合一般民眾舒緩使用
	硬	對身體刺激較大，適合肌肉與筋膜特別僵硬的部位使用
表面	光滑	較容易推開緊繃筋膜組織
	凹凸顆粒	容易產生單點按壓效果，適合深層放鬆
球形		適合單點按壓，可針對較深層的肌群與筋膜放鬆，例如：胸小肌
花生球		適合脊椎兩側肌群與筋膜放鬆使用，避免壓迫脊椎
大圓筒		是最常見的滾筒，適合大部分的肌肉與筋膜放鬆使用
小圓筒		適合小部位滾動放鬆使用，例如：足底筋膜

那……震動滾筒或者震動的筋膜槍呢？

　　適合身體控制能力較不好，或者不想要自己滾的朋友使用，現在市面上各種不同的震動頻率、震動力道甚至震動頭，五花八門，建議大家在購買之前可以先試用並且詢問專業人士該產品的使用技巧與禁忌症，以免買了震動系列不僅不會用，更可能因為使用不當而造成身體受傷，就得不償失了！

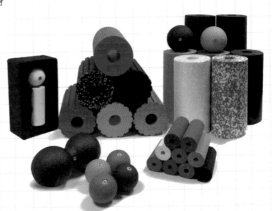

頸　部

跟著一起做

STEP 1

躺平身體，雙腿與肩同寬踩穩地面，將花生球放置頸部後方，靠近枕骨下緣，靜置30秒，會明顯感受到僵硬的頸部慢慢開始放鬆。

STEP 2

將頭緩緩轉向左側時下巴往內微收，可按壓頸部兩側的肌肉與筋膜，達到全面性的放鬆效果，靜置30秒後轉向右側，重複2~3次。

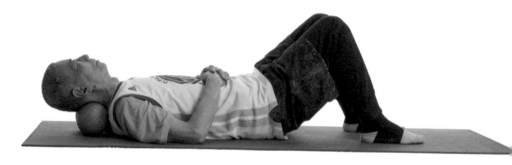

TIPS

選用花生球的原因是藉由中央凹槽設計，可以避開頸椎，避免直接壓迫造成的不舒服，同時間也可以將壓力集中在頸部兩側的頭夾肌、頸夾肌以及背側筋膜鏈以達到最佳的放鬆效果，如想使用一般的泡棉滾筒或單顆網球，請留意避免直接朝頸椎壓迫，以免還沒放鬆到，就先受傷了。

上背部

跟著一起做

STEP 1

平穩的站在地面上,雙腿跨開像日本相撲的姿勢,同時間將雙手撐在雙邊膝蓋的位置。

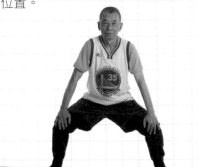

TIPS

如果平衡感不好怕跌倒的人,也可以坐在一個堅固的椅子上操作此動作

STEP 2

右手的手肘打直,同時間把肩膀往左邊膝蓋位置下壓,如此可以感受到右側背部的伸展放鬆感覺,維持30秒後,換另一邊按照相同方式操作,左右各操作2~3組,直到上背部緊繃痠痛有獲得釋放。

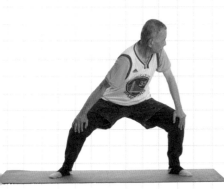
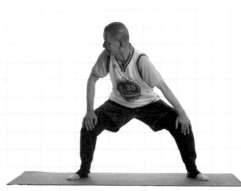

胸小肌

▼

跟著一起做

STEP 1

趴在瑜珈墊上，使用網球或花生球放在左側胸小肌的位置。

STEP 2

利用身體的重量下壓維持30秒後換右側胸小肌，左右側重複動作2~3次，直到緊繃感消失。

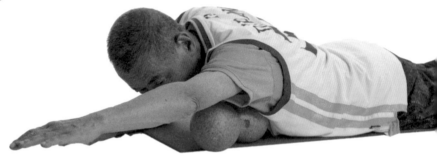

進階版

加強伸展放鬆的方式，可以在按壓的同時反覆操作舉手放下的動作，會明顯感受到胸部的肌肉與筋膜有強烈的刺激，但建議初學者單純用按壓的方式即可。

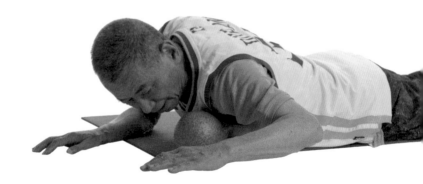

背　部

跟著一起做

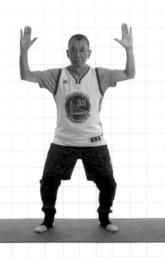

STEP 1

眼睛平視前方，將將背、臀及上背部「完全的」緊貼在牆上，雙腳與肩同寬距離牆壁約一步的距離，雙手打開手肘呈現90度。

STEP 2

雙手慢慢往天花板延伸直到頭頂交會，過程中把手臂貼緊牆壁，可達到胸部肌肉與筋膜被延展開，同時收縮背部的肌肉，將手反覆高舉重複10次，可重複2~3組。

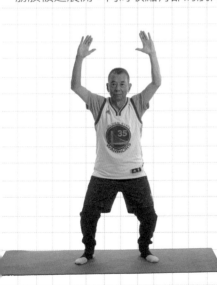

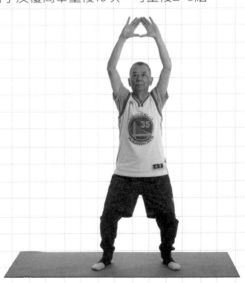

103

膏肓急救術

Exercise of scapula

活用工具 x 活化肩胛

　　彎腰駝背看手機的情況屢見不鮮，在醫院相關門診中最常見的症狀前三名往往會出現肩頸痠痛的病症。

　　除了因為肌肉與筋膜緊繃所造成之外，另一個不常被人注意到的原因是肌力不足所造成，如果想要根治，除了根據醫師的建議與開立處方籤外，藉由強化肌肉力量與姿勢矯正訓練。

　　透過運動將身體恢復到健康強壯的狀態，才是根本的解決之道；試想透過一些治療手段，消除痠痛症狀，但因為身體姿勢依舊不良，肌肉仍然沒有力量，那症狀復發也只是早晚的問題，長久下來，就有可能從單純局部痠痛演變為更大範圍的病症，那可就得不償失了。

好伸展!!
矯正肩頸後站姿好看/痠痛消失

肩膀前推

▼

跟著一起做

　　可活化肩胛骨的活動度，並誘發相關肌肉群的力量，例如前鋸肌和三角肌等，對於上背部與肩膀的姿勢控制能力有很好的提升效果。

STEP 1

躺在瑜珈墊上，雙腳踩穩地面，讓整個身體保持穩定。

STEP 2

右手抓握水瓶或重物，伸直手肘與地板呈現垂直的90度。

STEP 3

深吸一口氣，吐氣時將抓握水瓶的肩胛骨離開地板，到達最高點後再緩緩落下，過程中放慢並保持平穩，重複此動作上下共10次，雙手各操作2~3組。

TIPS

若想提升動作難度，除了可以提升水瓶的重量之外，更可以挑戰不同角度的抬手，例如肩膀與地面夾角呈現45度或者135度；建議初學者空手操作，先把動作練習熟悉了再拿水瓶會比較安全。

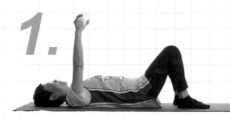

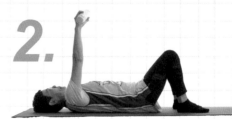

YTW上背部

跟著一起做

STEP 1

趴在瑜珈墊上,頭部下方可放置小枕頭或墊毛巾。

STEP 2

此時將手擺成英文字母「Y」「T」「W」字樣,同時間感受兩側肩胛骨往脊椎中央集中收縮,手抬離地面的姿勢,每個字母操作10次,整體重複2~3組,反覆鍛鍊強化背部力量。

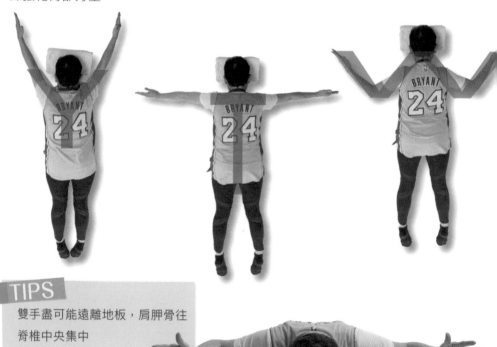

TIPS

雙手盡可能遠離地板,肩胛骨往脊椎中央集中

站著操作則是在身體控制能力不錯時進行。

差別在於雙腳與肩同寬，站穩後調控呼吸，維持軀幹在運動中穩定，脊椎不可以過度後仰或前彎，必須呈現一個水平線的狀態。

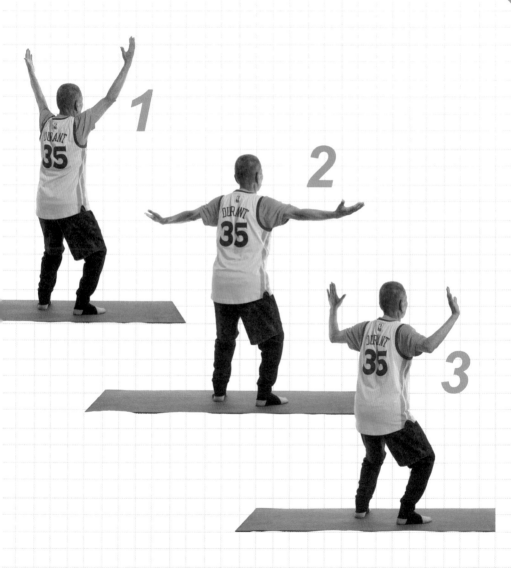

背 部

▼

跟著一起做

STEP 1

坐在瑜珈墊上，雙腳與肩同寬，膝蓋伸直，保持身體核心穩定，將拉力帶的中央繞過腳底，雙手拉著兩端，藉由改變手部抓握拉力帶的長短來調整強度。

STEP 2

此時肩胛骨收緊並將拉力帶往後拉，如同划船一樣，注意雙手必須同步動作往後拉與往前放，操作時放慢動作，以達到最佳的訓練效果。操作10下，重複2~3組。

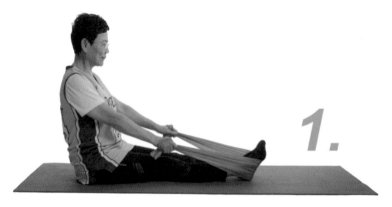

1.

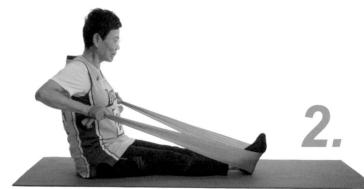

2.

STEP 1

首先使用Y型肌內效貼布，將錨點一端貼在三角肌
粗隆位置。

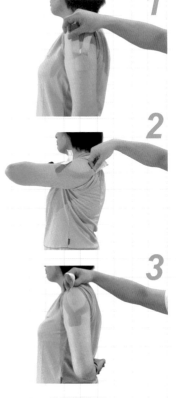

STEP 2

手向前平舉，將貼布沿著後三角肌位置貼上。

STEP 3

放在背後，將貼布沿著前三角肌位置貼上。

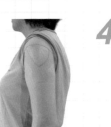

STEP 4

使用 I 型貼布，往肩峰貼上以提升肩膀穩定度。

舒緩媽媽手

Release your hand

測試 x 伸展 x 貼紮 x 訓練

症狀

1. 大拇指下面靠近手腕的局部疼痛
2. 大拇指翹起來（翹大拇指比「讚」的動作）的時候更痛
3. 疼痛的位置會腫脹，有明顯的壓痛感
4. 嚴重時會有「筋」卡到的感覺，要用另外一隻手把
   它「扳開」才能繼續活動。

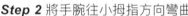

芬科斯坦測試 *Finkelstein Test*

Step 1 緊握拳頭>用四指將大拇指緊緊握住 　　**Step 2** 將手腕往小拇指方向彎曲

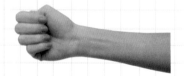
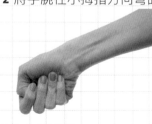

別緊張!!
先評估再對症訓練有效解決疼痛

傻傻分不清!!容易與手腕關節炎、腕隧道症候群、頸部神經壓迫混淆

　　大拇指活動受限及疼痛，並非媽媽手的專利，有時容易和手腕關節炎、腕隧道症候群或頸部神經壓迫等疾病混淆。

手腕關節炎　關節過度使用或退化磨損，使手腕產生疼痛。

腕隧道症候群　因正中神經通過手腕部位受到壓迫，使手指、掌部、甚至上臂處產生痠、麻、刺、痛神經壓迫症。

頸部神經壓迫　可能因退化性疾病或外傷造成，使肩頸和手臂手掌產生痠、麻、痛等症狀。

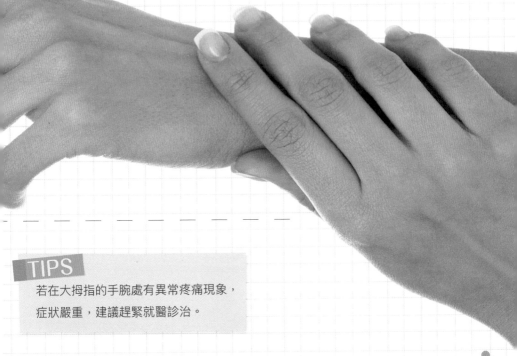

TIPS

若在大拇指的手腕處有異常疼痛現象，
症狀嚴重，建議趕緊就醫診治。

手 臂

跟著一起做

手臂屈肌伸展

STEP 1
將左手往前伸直，手腕朝向手臂方向彎曲。

STEP 2
將右手抓握左手掌。

STEP 3
右手施力將左手腕朝向手臂處彎曲，此時會感受到左手屈腕肌群有緊繃感，維持30秒後換手操作，重複2~3次。

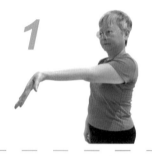
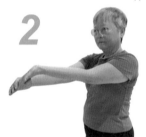
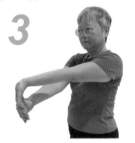

手臂伸肌伸展

STEP 1
將左手往前伸直，手腕朝向掌心及身體外側方向彎曲。

STEP 2
右手橫跨左手上方，並與左手十指交扣。

STEP 3
右手用力將左手往天花板方向轉動，此時會感受到左手伸肌肌群有緊繃感，維持30秒後換手操作，重複2~3次。

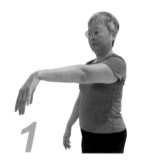
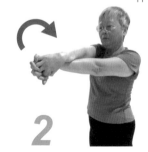
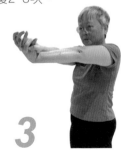

膏肓急救術

STEP 1

剪o－貼手

將貼布裁成O型，貼在疼痛的手腕處。

目的
提升組織循環

STEP 2

剪o－貼o

將另一條O型貼布貼在第一條上面，
成為一個X形狀。

目的
穩定手腕關節，提升局部循環

STEP 2

剪I－貼X

將一條I型貼布，從大拇指關節處橫跨
手腕貼上給予支撐即完成。

目的
支撐肌鍵，避免過度使用

TIPS

可貼在身上大約2~3天，洗澡弄濕用乾毛巾壓乾，或吹風機用冷風吹乾即可；如果
貼布脫落或者皮膚感覺到異常請立即將貼布移除。

順利蹲下去

Squat down

打開關節 x 恢復彈性

　　蹲廁所時怎麼都蹲不太下去，甚至雙腿無法盤坐、走路都卡卡……是不是也遇過這些窘境？主因其實可能來自你的髖關節！

　　髖關節就像一個引擎關節，在日常活動和運動中都扮演著驅動的角色，舉凡保持穩定、控制旋轉都靠它。如果髖關節過緊會導致代償，使肌肉不平衡，更無法產生預期達成的力量。

　　髖關節是球窩關節有著相當大的活動度，可以伸直、彎曲還有內收外展與旋轉，也正是因為有這大範圍的關節活動度，所以周邊影響的肌肉群與筋膜也相當的多。

　　無論你平常做什麼活動，甚至待在辦公桌前一坐就8小時，導致髖關節活動度受限，甚至會有卡住的現象，不僅造成運動不方便，嚴重還會造成骨盆前/後傾，導致全身姿態歪斜。

　　特別上了年紀的朋友，筋膜組織如果沒有特別鍛鍊，會更加缺乏彈性與延展性，如果又是久坐生活/工作型態的人，光膝蓋伸直的狀態下把腳尖翹起來都是相當困難，以下3種動作有助消除髖部僵硬，讓你移動得更靈活、坐得更輕鬆。

不卡卡!!
放鬆髖關節讓你順利蹲廁所

腿部伸展

▼

跟著一起做

STEP 1

坐在椅子上，右腿膝蓋伸直，僅用腳跟著地，同時間腳尖朝向天花板。

STEP 2

雙手交疊，保持呼吸並慢慢的朝向腳尖方向滑過去，可以根據自身柔軟度的程度來決定下滑的位置，**建議初學者可以從把雙手停留在小腿即可。**

STEP 3

到達伸展位置停留30秒後換左腿進行，重複進行2~3組。

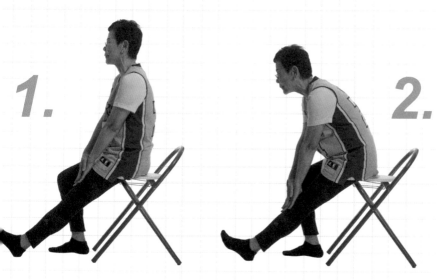

1.　　　　2.

臀　部

▼

跟著一起做

STEP 1

坐在瑜珈墊上，雙腳踩穩且與肩同寬，用雙手將身體撐住，伸展的左腿跨到右大腿上，呈現翹「二郎腿」姿勢。

STEP 2

保持呼吸不憋氣，雙手將身體撐起，並慢慢地將身體往腿部靠近，會感受到臀部與大腿外側的緊繃伸展感。

STEP 3

停留在可接受的伸展強度，維持30秒，雙腿重複2~3組。

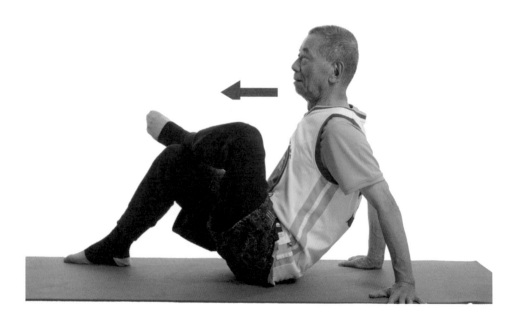

髖關節

跟著一起做

　　提升關節活動度除了藉由伸展放鬆之外，主動運動更是不可或缺的環節，經典的消防栓式與登山者式運動對於身體核心的控制能力與髖關節的活動度都非常的有幫助。

消防栓式

STEP 1

在瑜珈墊上呈現四足跪姿，腰背打平，不上凸或者下凹。

STEP 2

將髖關節外展打開，到達最大角度之後慢慢恢復到起始姿勢，同時間保持身體平穩，維持呼吸，操作10次，雙腳重複2~3組以提升肌肉力量與關節活動度。

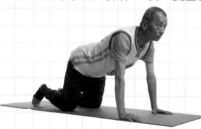
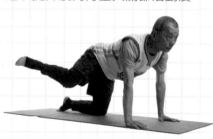

登山者式

將膝蓋往肚子方向收緊，到達最大收縮角度之後再慢慢恢復成起始姿勢，同時間保持身體平穩，維持呼吸，操作10次，雙腳重複2~3組。

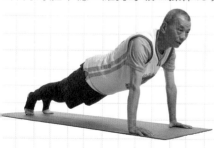
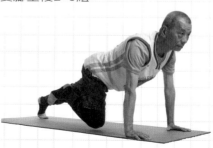

拒絕蘿蔔腿

No muscular Calves

促進代謝 x 步伐輕盈

　　時常走路或者久站的朋友，小腿緊繃疲勞是十分常見的現象，不僅造成容易疲勞僵硬，更也提升了抽筋發生的機率，媽媽族群常常流傳的幾個保養小腿的祕方，例如回家之後抬腿10分鐘促進血液回流，讓小腿泡三溫暖，甚至購買神奇的小腿按摩機等等，不外乎都是想消除小腿疲勞，促進血液循環，更可以提升美觀，讓腿部形狀更加漂亮。

　　在這邊建議大家最天然健康又省錢的方式，其實就是靠運動的方式達到此效果，無論是公園散步、爬山或者慢跑，對於腿部得力量還有循環都有很大的幫助，如果有做肌力的訓練，那就更加分了，因為腿部是人體的第二心臟，靠的就是大量的肌肉中佈滿的血管，靠著收縮時造成的力量將血液或者組織液推回心臟達到循環的效果，所以推薦大家，開始進行腿部的鍛鍊吧！

好舒壓!!
小腿**消腫脹**不只有靠牆抬腿
筋膜滾筒

跟著一起做

STEP 1

坐在瑜珈墊上,將滾筒放在小腿或腳底,運用身體的重量下壓,可以明顯感受到緊繃的肌肉與筋膜都被放鬆開。

STEP 2

如果想要增加放鬆的強度,可以試著增加下壓力量,或者從內側、外側或正中央滾動滾筒,把整體的筋膜與肌肉都放鬆一遍。

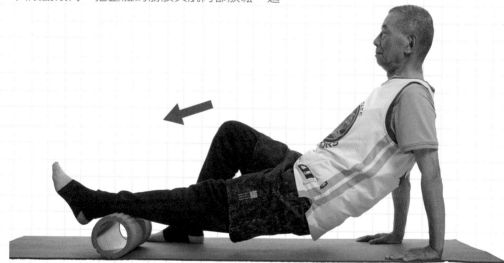

TIPS
網球踩腳底也是非常好的放鬆方式

小腿肚

跟著一起做

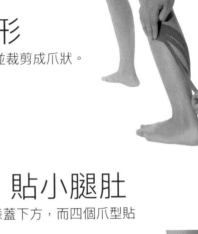

STEP 1

量長度 – 剪爪形

量測好小腿部的長度,剪下兩條並裁剪成爪狀。

STEP 2

剪爪形 – 貼小腿肚

將錨點的一端貼在膝蓋下方,而四個爪型貼
布平均覆蓋小腿肚。

STEP 3

再貼爪形

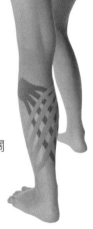

藉由兩條交叉的貼布形成的張力,放鬆相關
筋膜組織與促進循環。

TIPS

無論是腿部僵硬或想消除腫脹,都可以試試無藥效的肌內效貼布,如果從來沒有使用過
「肌內效貼布」不妨到醫療院所找專業的治療師協助貼紮,避免貼錯造成反效果歐。

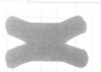

I型
可以提供身體穩定的支撐
能力，是最常見的貼法

Y型
運用貼布的分力，可以包覆
較大的範圍，調整組織張力

X型
針對單點加壓或者放鬆使
用，例如：撞挫傷

　　神奇無藥效的肌內效貼布最讓人感到好奇的就是各種形狀與各種顏色，對於功能以及使用上有何種區別？在醫療院所使用皮膚色比較多，在運動場上，各種五花八門的顏色就很受到運動員的喜愛，並不會因為顏色不同而導致功能不同！

不同的形狀有不同的用法，六種常見的貼法提供給大家參考

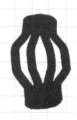

爪型
最常用來提升組織循環，
消除腫脹

O型
常用於關節或骨頭凸出處
的貼法，例如腳踝外踝

燈籠
結合 I型與爪型的貼法，
具有提升局部穩定與循環
的效果

膝蓋好痛痛

Anterior knee pain

上樓有力 X 下樓不痛

　　近年來參與健走運動與慢跑運動的長輩越來越多，這是個好現象，代表大家都非常注重自己的身體健康，但同時間也衍生了很多相關的問題與病症，其中「跑者膝」就是最常見的一種運動傷害；特別是上了年紀的朋友，腿部肌肉力量下降，對於膝蓋的保護與控制能力也隨之下降，往往會感覺好像沒運動到什麼但是膝蓋就開始抗議了，此時為了要持續運動，不少朋友選擇戴上護膝繼續跑，或者是告訴自己學習與不舒服共處，想辦法堅持下去，但……這樣真的好嗎？

　　因為困擾著有跑者膝的朋友，不僅僅是膝蓋的疼痛問題，更是那個內心想要去運動但卻無法運動的苦悶，此時除了乖乖休息按時吃藥回診之外，還可以做什麼呢？其實只要主動積極的操作以下幾個推薦的方法，相信可以幫助各位朋友趕緊回到賽道上與朋友再次跑動起來。

好放鬆!!
健走慢跑族的髂脛束放鬆法

　　大腿與臀部的肌肉與筋膜時常容易緊繃，造成活動度受限或者運動表現能力的下降，其中最出名的莫過於「髂脛束」了，其位於大腿外側，是一個非常緊繃的強韌筋膜組織，跑者膝的發生跟它也有很大的關係，因此試著把緊繃的組織運用伸展放鬆，疼痛不舒服的症狀一定可以獲得改善。

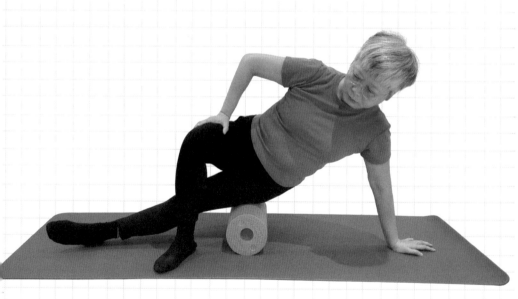

　　身體側躺將滾筒放在腿部外側，運用身體重量放鬆大腿外側的肌肉與筋膜。

臀　部

跟著一起做

除了髂脛束之外，髖關節周邊的肌肉也需要伸展放鬆，不僅可以舒緩疲勞更可以讓走路更加輕快有力。

臀大肌伸展

躺下後將一腿彎曲，往胸口抱，
注意保持呼吸不憋氣。

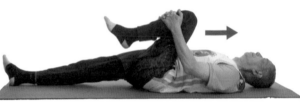

臀外側肌伸展

坐姿，將一腿跨到對側，雙手將
腿抱往胸口。

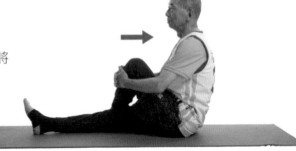

梨狀肌伸展

躺姿，做一個空中翹二郎腿姿勢，
同時用雙手抱住大腿，以增加伸展
強度。

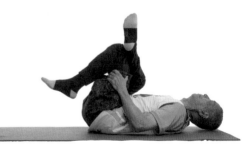

臀部外側

跟著一起做

強化臀部外側的力量，並提升在走路時的動態控制能力，才是解決問題的根本方法！而拉力帶側向走就是一個非常安全且有效的鍛鍊方式，特別適合長輩在空間有限的地方操作。

臀運動不僅可以提升肌力，同時也促進腳步的循環以及控制能力，誘發平時較沒有使用的腿部與臀部肌群，讓走路或跑步的動作模式更加穩定，避免再一次運動傷害的發生，是相當關鍵的訓練步驟。

怕跌倒的朋友們請務必訓練增加平衡感，一開始可以先在有扶手或牆壁的位置練習避免意外產生。藉由腿部運動能力提升不僅走路更加順暢，更可降低跌倒風險，避免額外的醫療資源耗損進一步提升生活品質。

STEP 1
將拉力帶拉到腳踝上方，進行側向走的訓練。

STEP 2
此動作可以左右腳走10步，做2~3組，注意走路時要維持上半身平穩，並保持呼吸、不要憋氣。

TIPS

退階將拉力帶固定在膝蓋上方；增加挑戰性則將拉力帶固定在前腳掌

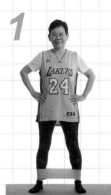

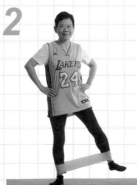

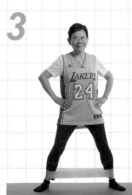

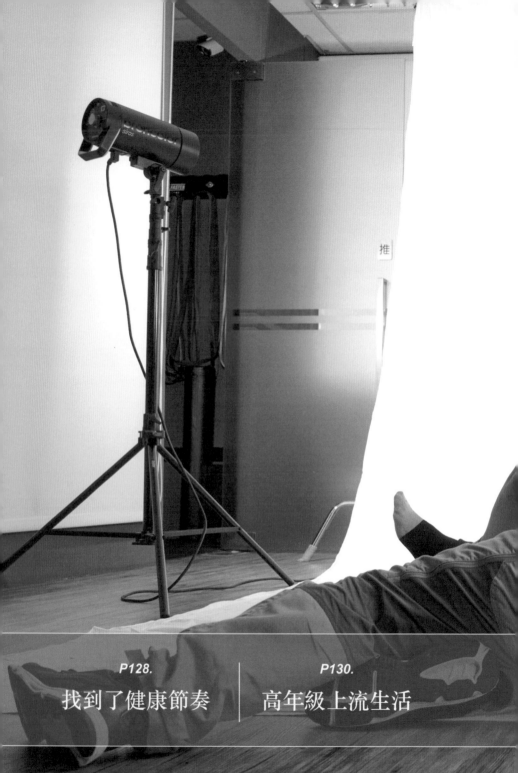

推

P128.

找到了健康節奏

P130.

高年級上流生活

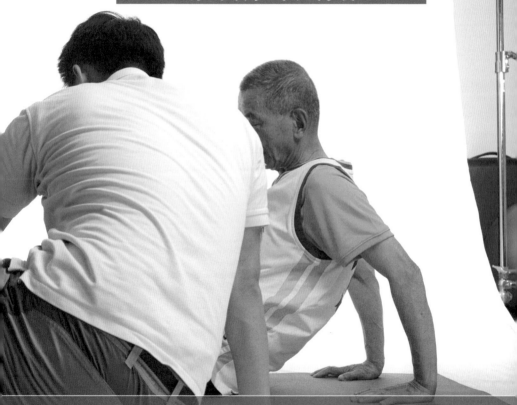

05

你的故事·未完待續

為了一個漂亮的畫面，不知道跌倒了多少次，重來了幾次，但當我們看到成果
的那一刻，總覺得一切都值得了！

那…當我們年紀大了，面對水汪汪大眼睛的孫子，要跟他們分享什麼故事呢？

———·找到健康節奏·———

生命週期（Life Cycle）簡單理解為一個人的生老病死。而節奏，就是生命週期當中自然、社會和人在相互影響中依著某種韻律產生的規律性變化。（《漢典》）

新冠肺炎的全球流行打破了原有社會規律和生活節奏。然而危險中蘊藏著機遇，促使我們建立健康的生活方式，培養良好穩定的行為習慣。

疫情的來臨考驗著家庭的韌性，也推動人們思考生命的意義——認清那些活給別人看的面具和不適宜可持續發展的理念、方法帶來的虛假安全感。健康是每一個人生命中最寶貴、最稀缺而又最容易被忽視的無形資產，建立屬於自己的健康賬戶，進行科學合理的健康資產配置，增加生命的厚度。

警惕社會流行病—— 過度疲勞

信息時代的發展將人類從繁重的體力勞動中解脫出來，但是並沒有開創一個樂享生活的新時代。人們依舊忙碌於生計，過度疲勞使36.4%的中國老年人罹患代謝綜合症（簡稱MS）。「代謝綜合症」代表了多種危險因素，包括中樞性

（腹內）肥胖，血脂異常，高血糖和高血壓等，已成為世界範圍內的主要公共衛生挑戰。更可怕的是，由於過度疲勞導致的晝夜節律破壞可能與認知障礙密切相關。

如何加入樂活族？

健康對每個人來講都是稀缺且不可再生資源，健康而快樂的生活是我們共同的追求。正在讀本文的您是否也想做一名樂活族成員呢？

樂活族在衣、食、住、行等生活的方面都有著自己的「選擇基因」，例如：

衣著方面：

1·減少衣服乾洗的次數。
2·貼身的衣物如內褲、內衣、每天洗臉的毛巾，試著選購有機衣料。
3·將不需要的衣物送至回收機構。
4·儘量穿棉麻絲等天然面料的衣服。

飲食方面：

1·購買當季蔬菜水果，可避免過多的農藥和化肥，購買本地食物，降低運送燃料和多餘包裝。
2·儘量多選用植物性飲食。
3·出外就餐自帶筷子、水杯、飯盒。

住宿方面：
1 · 換面積較小、通風采光好的房子。
2 · 用自然提煉或可生物分解的清潔劑。
3 · 水槽下放水桶，回收廢水做家務清潔。
4 · 儘量開窗，減少使用冷氣。

出行方面：
1 · 儘量搭乘公共交通工具，還可以增加運動量。
2 · 健走是一項很好的運動，既環保又不花錢。
3 · 定期保養愛車，達到車子最佳性能又不浪費油。
4 · 如果想買車，考慮環保車。

生活質量不僅取決於經濟基礎，而更主要的是取決於生活的觀念。

世界是個大磁場，每個人都是大磁場中的一個小磁場，順勢而爲，事半功倍。我們所做的健康決策應該從畢生發展的角度出發，延長健康生活時間，減少生病的時間（無法工作且損失財産）。下面介紹5個健康生活秘訣：

1.設定生活節奏：儘量規律在相同時間起床、就餐、運動（太極、瑜伽、冥想）、入睡，與親友見面聯絡感情。當未來可期，內心也會收穫平靜。

2.家庭之外的社交活動越多，認知障礙患病率越低：建議可以結伴運動或娛樂，例如一起打太極拳。對於有纖維肌痛的患者，太極身心療法比有氧運動（目前最常用的非藥物療法）在症狀上有相似或更大的改善。太極拳時間越長，則表現出更大的進步。

3.嘗試聽音樂（例如五行音）：檢查聽力是否有減弱，有實驗證據表明聽力損失可預測或加速認知退化，而聽覺的變化可用來鑒別診斷複雜的痴呆症狀。

4.通過記錄不同情況下的脉搏節律，心臟跳動，血液循環節律來確定健康狀況。

5.定期回顧花在真正讓我們感到幸福的事的時間有多少，是否所作所爲偏離初心或低于理想生活的底綫。「重點」「根據機遇權衡計劃」「分配資源」三者結合起來形成我們行動的戰略，不斷周期循環。

新冠肺炎疫情讓生活充滿了不確定性，對於不可預測的恐慌使我們的精神世界和生活狀態失去的本該有的節奏和規律。生活與工作平衡只是神話，學會靈活應對變化才是王道。展望未來，生活可期！

周寒

· 高年級上流社會 ·

何謂幸福快樂的人生？賺很多錢？環遊世界、挑戰各種高山、寫下不同的人生故事、含飴弄孫、能吃能睡生活可以自己打理等，每個人的目標不同，但相信身體健康都是共同的答案；身體生病了，有些不舒服去看醫生是對的，按時吃藥打針回診做些治療介入，也是必要的流程，但在這些流程之外，我們更可以藉由運動來讓身體更加健壯，提升生活品質！

還記得我過了耳順之年的美國朋友約翰，本身是個骨科醫師，自己兩個膝蓋因為年輕時運動傷害以及退化性關節的問題，都開過刀，但多年前當我見到他本人的時候完全不覺得他生活上有何不便，甚至還可以去爬山健走，好奇心驅使之下問他是不是美國的醫術比較發達，所以他的腳恢復得比較好？

約翰說：「手術是很成功沒錯，但重點在於手術後的復健訓練，這才是關鍵！剛開完刀就積極地做關節角度的治療、神經控制訓練還有肌肉力量的強化等；而且即便到現在還是維持每周2~3次到健身房做些肌肉力量的訓練，才能有這樣的身體狀況」

假設今天約翰在手術後並沒有積極的復健訓練，那會是什麼樣的景況？無法正常走路？需要拿拐杖坐輪椅？甚至需要家人特別照顧起居等，這些都是有可能的發展，不僅僅造成生活品質的下降，更會造成更多不必要的醫療照護等金錢的開銷，這也是跟約翰聊天得到的重點，每個人都很辛苦賺錢，好不容易存了點錢要享受退休生活，但都拿去養病補身體了，倒不如在還有力氣的時候，把身體練得更加健壯，這樣才有本錢去享受美好的退休生活，把人生故事寫得更加漂亮，同時，也不擔心造成家人的負擔。

希望藉著這本書，能夠幫助大家開始運動起來！不僅僅是照著書中的運動去做，更可以走出家門，無論是參加不同的運動活動，或者是找專業的老師訓練，都是很棒的開始！祝大家身體健「壯」，藉由自己精彩的人生故事，更加鼓舞身邊的人一起運動起來！

林冠廷

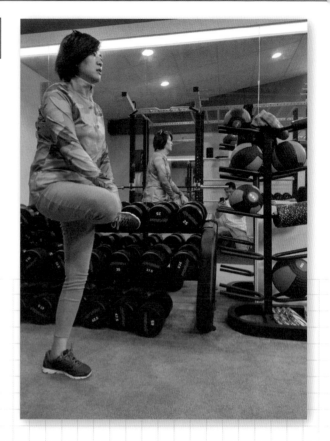

用盡各種方法也要治好它

跑遍了各大醫院經歷各種打針吃藥的日子太久了，為了治好身上的各種問題，還找到巷弄裡沒有招牌的各種密醫，經歷了各種咬緊牙關慘痛尖叫的歷程，結果身體的傷痛依然沒好，僅剩下開刀換關節跟運動訓練，那當然要先選擇運動再說！

來自～髖關節退化也阻擋不了環遊世界夢想的草根媽媽

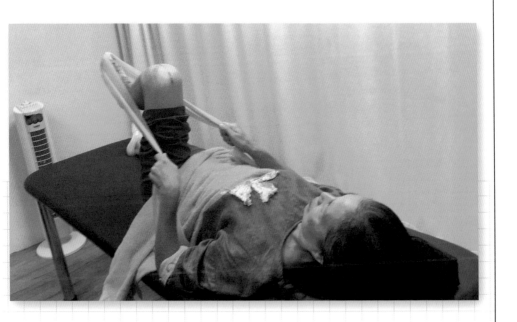

愛是一切的答案

跌倒對正在看此書的你來說，可能拍拍屁股就沒事了，但對蔡阿嬤來說這個站起來花了好幾個月，原本以為只能在輪椅渡過往後的日子，但為了跟孫子去玩，咬著牙也要忍著膝蓋開刀的疼痛運動下去。

來自～為了抱孫而努力鍛鍊的蔡阿嬤

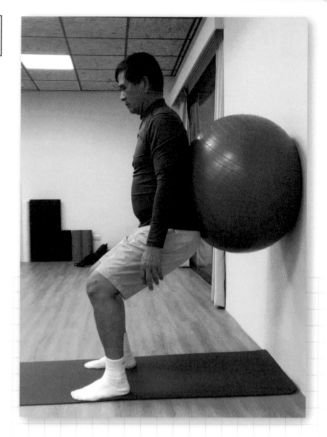

教練～我還想打球啊！

年輕時就是運動健將，在球場上總是受人注目的焦點，打擊犯罪也總是衝在前頭，但總是拼命三郎的個性讓自己的膝蓋有點承受不住，透過醫師的手術刀、打針套餐以及運動訓練，讓膝蓋再次活了過來！

來自～永不放棄回到球場的歐警官

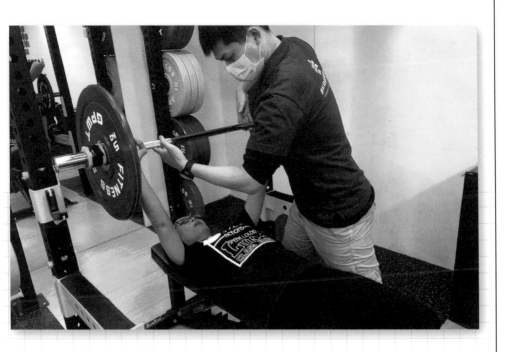

動太少所以腰痛？！

年過五十的地方黃媽媽，在某次的洗碗過程中忽然間腰部一陣劇痛，讓她經歷了連下床上廁所都需要被人攙扶的窘境；在那個疼痛的當下告訴自己，我一定要靠自己站起來！從此用運動處方配合醫療處方籤，洗再多的碗都不會閃到腰了。

來自～地方黃媽媽表示臥推好輕鬆

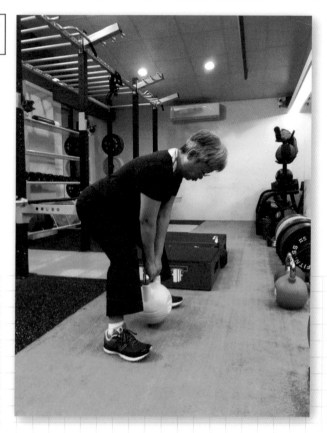

肌少症走開

為了避免落入輪椅族的生活，退休後對健康議題特別關注，有著「輕運動」的習慣，但肌少症與骨質疏鬆依然找上門，直到勇於突破自己，開始嘗試「重量訓練」，發現身體好像年輕了一輪。

來自～總是喜歡思考人生哲理的何媽媽

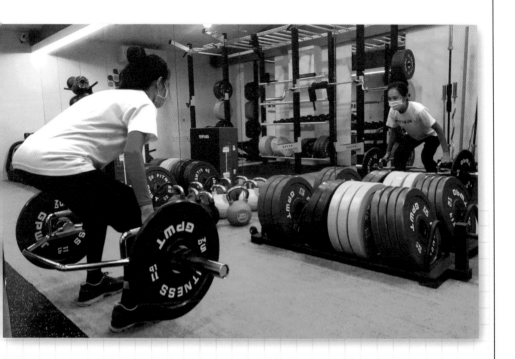

用**力**的過每一天

經歷了心臟手術，從鬼門關前走一遭，從知道運動很重要，到現在一天沒有運動就覺得活不下去，看著自己一天比一天強壯，煎蛋餅的氣勢也不可同日而語呢！

來自～半夜三點一定要跑步的早餐店老闆娘

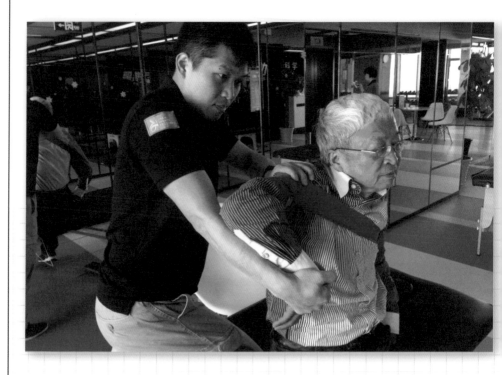

五十肩不能只吃藥

身體還算硬朗的郭爸爸，平時最大的興趣就是看書與揮毫，但不知不覺中，發現肩膀似乎舉不起來了！雖然吃飯搭公車都不影響，逢年過節寫書法題字總是力不從心，整個字體的氣勢都消失了，於是只好認真配合醫師處方按時服藥與運動，希望能把寫一半的「出師表」趕緊完成。

來自～為了寫書法而下定決心復健的郭爸爸

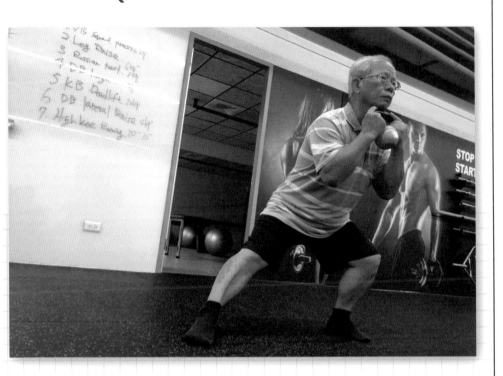

別扶我，我還能走

如果你有中風、腫瘤開刀與癲癇的病症，再加上退化性膝關節炎的助拳，你會怎麼辦？有著堅強鬥志的黃伯伯，選擇用運動醫學跟它拚了！在配合醫師藥物控制的情況並搭配邱物理治療師細心的帶領，現在可以穿上從前的登山裝備挑戰各個山頭了。

我上電視了！

來自～你看不出來我是有中風過的黃伯伯

國家圖書館預行編目資料

高年級體育課 / 林冠廷著.
-- 初版 .-- 臺北市：遠流，2020.05
　面；　公分

　ISBN 978-957-32-8753-7（平裝）

　1. 運動健康　2. 中老年人保健

　　411.71　　　　　　　　　　109004123

高年級體育課 對症運動，改變人生故事

作　　者／林冠廷

副總編輯／陳莉苓

行　　銷／陳苑如

排　　版／平衡點設計

影片企劃／劉偉忠

封面設計、美術指導／賴卉蓁

攝　　影／黃信文

示 範 者／劉永康‧尹雄‧何玉山‧袁詠祺

發行人／王榮文

出版發行／遠流出版事業股份有限公司

100臺北市南昌路二段 81號 6樓

郵撥／0189456-1

電話／2392-6899　傳真／2392-6658

著作權顧問／蕭雄淋律師

2020年 5月 1日 初版一刷

售價新台幣 350 元(缺頁或破損的書，請寄回更換)

YL[b]—遠流博識網
http://www.ylib.com
E-mail: ylib@ylib.com

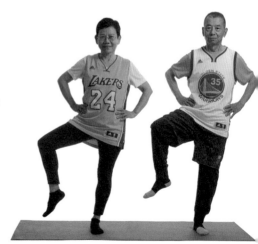

昔日沙場上的硬漢，不僅擁有強硬骨氣，
更有緊繃的筋膜

— 無法轉身看
　後方來車的老兵

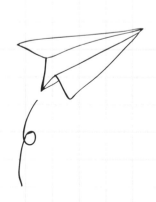

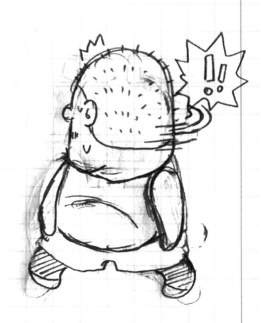

聽說每天轉肩膀五十圈就不會有五十肩？

— 總是懷念下課十分鐘
健康操的陳大哥

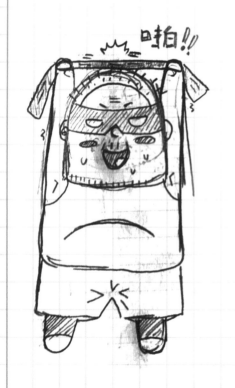

為了夏天能在海灘上拍張照，
不管怎樣都要練腹肌

— 堅信人魚線就是魅力的大叔

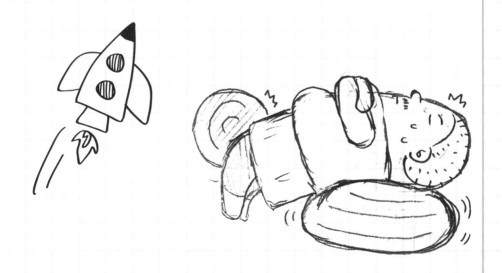

在菜市場推菜籃，在公園推娃娃車，
在健身房推雪橇

— 對於健身教練叫她推雪橇
感到疑惑的地方媽媽

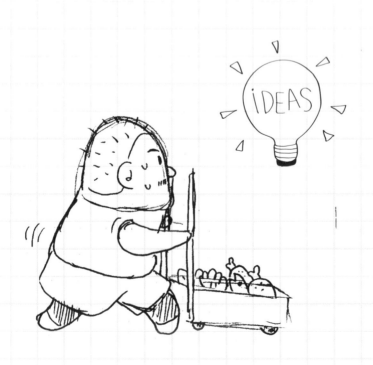